医者だからわかった

「三途の川の渡り方」教室

中島宏昭

GENTOSHA

JN202798

はじめに

呼吸器内科の医師として、かれこれ四十五年ほどを過ごしてきましたが、最先端をいく医学分野でも、まだまだ解明できない疑問が幾つもあります。

たとえば、肺がんになって同じような進行状態にある複数の患者さんに対して同じ治療をしたとしても、短い期間で亡くなられる方と、長生きされる方がいます。私の経験では、五センチ大の肺がんをもったまま十七年間も元気で生活なさって、最期は老衰で亡くなられた方もおられました。

これは極端な例かもしれませんが、それほどでなくとも、同じ病状なのに命の長さがかなり異なるということは決して珍しいことではありません。

いったいこのような差はどこからくるのでしょうか。「体」以外の要因があるとすれば、その違いをもたらしているものは何なのでしょうか。多くの患者さんと接してきて、私は「心」、具体的には「心の持ち方、在りよう」に違いがあるのではないかと考えるようになりました。

こんな例があります。乳がんの女性の話です。手術が無事に終わって、担当の外科医から「あなたは十年大丈夫」と告げられました。通常、手術後五年経っても再発がなければ、その後に再発する可能性は少ないのです。病巣を取り切ったことに強い自信があった担当医は女性を安心させようとして、五年どころか十年でも大丈夫と言ったのだと思います。

ところが、五年目を無事に過ぎ八年目になったとき、女性は「私は先生に十年と言われたから、あと二年で死ぬ」と話し、九年目には「あと一年」と言って、なんとちょうど十年目に亡くなられたのです。ご家族の許可を得て解剖が行なわれましたが、がんの再発も転移の所見もまったく認められませんでした。

「自分は十年しか生きられない」という強い思いによる〝カウントダウン〟が、

あたら死を招いたのだとしたら……カギを握っているのは「心」ではないかと、どうしても考えてしまいます。

病気をはじめ、人は大変なことが起こると、誰でも不安に襲われ悲観的になります。けれども、悲観的なままでいていいことは一つもありません。「悲観は性格、楽観は哲学」という言葉がありますが、悲観的な状態からどうやって楽観的に考えることができるように自分を変えていくのか、ここが大事なところ、「哲学」です。その人の考え方、心の持ちようで、ものごとを楽観的な方向に向かわせることができるのです。

楽観的になると、体の免疫力が上がります。そして命が活性化します。

乱暴な言い方に聞こえるかもしれませんが、病気になったとき「もしかしたらもう助からないかも」と思うと元気がなくなり病状が悪化していきます。周りの人が「ああ、もうダメだ」と言うとダメになることが多いのです。

病状に奇跡的な回復があるとすれば、それは食事や運動、医療が起こすのではなく、結局のところ、その人の「心」が起こしているのだと、私は確信しています。

じつは、このような考え方は、「死」との向き合い方にも通じることです。死を、忌み嫌ってむやみに遠ざけたり、「怖い、怖い」と心の中で恐れていればいるほど、無意識のうちに命のカウントダウンをしているのと同じで、自分の命を自分で短くしているようなものです。

現在私は、東京の世田谷区保健センターで働いています。ここではがん検診と健康増進のための運動や栄養指導などを行なっているのですが、運動教室に集まってこられる中高年の方たちに、私はいつもこう言っています。

「皆さん、何のためにここで運動すると思いますか？　三途《さんず》の川を自分の足で元気に歩いて渡るためですよ」と。

皆さん、ははは……と大笑いなさいますが、それでいいのです。

笑いながら、心の中で「よーし、三途の川をジャブジャブ歩いて渡ってやるぞ」と思うだけで、人生を最後の最後まで元気で楽しく歩き切ろうというエネルギーが湧いてきます。

カウントダウンではなく、言うならば「命のカウントアップ」です。

カウントアップしながら前へ前へと進み続けていこうとする気持ちが、良い歳のとり方につながり、長い命と豊かな人生を叶えてくれます。

体も頭も弱って寝たきりになり、何が何だかわからないうちに人生を閉じるほど残念なことはないのですから、人生の後半に差しかかったときに、必要なのは、まさにそのカウントアップ精神。すなわち最期まで生き抜こうとする意欲の強さだと私は思います。

もともと「皆さんが運動するのは、三途の川を自分の足で元気に歩いて渡るため」という呼びかけは、かつて運動教室に特別講師で来てくださった羽鳥操《はとりみさお》先生（「野口体操の会」主宰）がおっしゃった言葉なのですが、私の思いにまさにピタッとくるものでした。以来ずっとこれが教室のモットーになっています。

悲しいこともつらいことも楽観的に捉えなおして、肯定的な気持ちを持ち続けながら明るく思い切り生きていけば、きっと幸せな死を迎えられる――。それは、私の長い医師生活で得た一つの確信のようなものです。

「今直面しているこの大変なことにはきっと意味がある」と考えて生きる、決して逃げない……そうしたことの大切さを、多くの患者さんから教えられました。

どんな死を迎えるかはその人の生き方によって決まるとはよく言われることですが、つらい闘病生活の中でも常にポジティブで心を大きく構え、周囲の人々に感謝の言葉を繰り返しながら、ご家族や親しい人々に見守られて旅立った人たちは、亡くなるときの顔が穏やかです。見送った人たちの心も穏やかです。残った人たちの心に温かい余韻を残すからだと思います。

＊

本書は、人間が「良く死ぬ」とはどういうことか――を、医師として生と死に長年寄り添ってきた立場から思案し、綴《つづ》ったものですが、私は七人の臨死体験者にお話を聞かせていただいたことがあるので、その体験談も本文中に記しました。

死は、わからないから怖いのだとすれば、近づいてみることは理解につながることにもなります。〝あちら〟へ行きかけて戻ってきた方たちは、何を見、どう感じられたのか……。興味深い内容の数々は、じつのところ、死に対する私の恐怖心を取り去ってくれました。

私が聞いた話をすると、患者さんをはじめ周囲の人はとても元気になります。ぜひ皆様にもお伝えしたいと思います。

どうぞ、そうしたこともあわせてお読みいただいて、読者のお一人おひとりが、自分に与えられた命のあり方について、何かしらの気づきを得てくださったなら、大変幸いです。

そして、タイトル「三途の川の渡り方」の裏に私が込めた「命を自分で短くしない生き方」というものを、四つの説話の中から多くの方が感じとってくださり、かつ明日からの生き方につなげてくださったなら、これほど嬉しいことはありません。

医者だからわかった「三途の川の渡り方」教室　目次

第2話

死に顔に自信ありますか?

第3話

限りある生を充実させる七つのこと

第4話

人生は私に何を求めているのか

第1話

「今日」から
どんな思いで生きるかで
命の長さと質は変わる

第１話で伝えたいこと

1. 答えは――「わかりません」
2. 余命の「予想は、よそう」で前向きに
3. 細胞に伝わる生き生きとした気持ち
4. 過去の意味づけが変われば未来が変わる
5. 家族の助け、医師の役目

答えは――「わかりません」

もしがんになったら――。

日本人の二人に一人ががんにかかる今の時代、そんな不安を抱いている方も多いことでしょう。

私の専門は呼吸器なので、胸部レントゲン写真で異常な影が発見された患者さんが詳しい検査のために来られます。

患者さんにはまず「この影を調べるには、こういう検査法があります」と説明し、「これらの検査で結果がわかると思いますが、結果についてはすべて自分だけでお聞きになりたいですか。それともご家族と一緒にお聞きになりたいですか」と尋ねます。

すると、患者さんの口から必ず飛び出すのが、「えっ、私はそんなに悪い病気ですか」という言葉です。

「いえいえ、それを調べるのが目的で、今はまだわかりません。念のために伺っておきたいのです。どちらでもいいのです。もちろん途中で気が変わってもいいのです。どちらですか」

こう尋ねて、「絶対に病名は知りたくない」とおっしゃった方はこれまでに二人だけで、あとは皆「知りたい」とお答えになりました。

検査の結果が出る日、ほとんどの患者さんは奥様あるいはご主人、またはお子さんたちなど、どなたかと一緒に来られます。

皆さん、それは真剣な表情です。結果が悪くなかったときは、「問題ありませんでした。よかったですね」と申し上げます。

しかしそうでなかった場合は、患者さんご自身に「お気持ちは変わりませんか」と聞き、「はい」と言う答えが返ってきたときには、ご家族のほうを向いて「患者さんご自身のご希望ですので、本日は結果をそのままお伝えします。がん細胞が出ていました」と。

患者さんは「そうですか」と小さく言って、やっぱりそうだったかという表情をなさることがほとんどです。

まれにあとでご家族から「先に私たちに告げてくれたほうがよかったのに」と言われることがありますが、「ご本人の気持ちを第一にさせていただきました」とお答えすると、たいていはご家族も同じ思いですから、「わかりました」と納得されます。

いずれにせよ、こうして病名を伝えたからには、がんはもう秘密ではなく、患者さんとご家族にとって共通のものになりますので、ともに闘うことができるようになります。

患者さんが病名を知ったあと知りたいことは治療法です。この説明には時間をかけます。治療法の種類を挙げ、それぞれの治療の有効性と副作用を一般的な数字を示して説明しますが、しかし患者さんが聞きたいのは有効率という数字ではありません。自分の現在の状況に合った最適な治療法はどれかということです。

多くの患者さんは説明を聞くと、「先生が私と同じ状況ならどの治療法でいきますか」と質問してきます。そこで「私だったらこの方法でいきたいと思います」とお答えし、改めて患者さんに「どうなさいますか」と尋ねます。あくまでご本人の考えが優先だからです。

患者さんが「先生と同じ方法でいきたいと思います」と言われたら、「わかりました。ではこの方法でいきましょう。実際にやって様子をみて、またご相談しましょう」と申し上げます。

通常の診療ならここまでなのでしょうが、私は最後に患者さんに向かって一言、こう問いかけます。

「あとどのくらい生きられるか、お聞きになりたいのではありませんか」と。

非常に残酷な質問のように思われるかもしれませんが、あえて尋ねます。

これに対する患者さんとご家族の表情はまったく対照的で、患者さんご自身は

「えっ」と体を後ろに引き、ご家族はぐっと体を前に乗り出して、「それが聞きたいのです」という感じになります。

ためらっていた患者さんは、やがて、ほとんどの方が心を決めて重い口を開きます。「知りたいです」と。

「わかりました。申し上げます」

目の前の皆さんが息をのむのを感じながら、次に私が申し上げる言葉は——

「わかりません」

すると一瞬の間をおいて、皆さん、気が抜けたように笑われます。

ほっとなさるのでしょう。そこで私は、

「からかっているのではありません。本当にわからないのです」

と言い、なぜわからないかの理由をお話しすることになります。

余命の「予想は、よそう」で前向きに

生きられるのは、あとどのくらいの年月なのか。

がんになった患者さん、あるいは患者さんのご家族が知りたいのは、たとえおおよそでもいいから余命の具体的な数字、数字の予想です。そういうことなのだと理解はしていても、実際のところ、「わからない」としか私には答えようがありません。

というのも、どういう状況になるとどのくらいで死ぬか、こういう状態になったらこれぐらいで死ぬということを徹底的に調べて書いた医学の教科書や論文は存在しません。

それは、わからないからなのです。

とはいえ、医師という立場では、「わからない」とは答えにくいので（知らな

いことは恥ずかしいことと多くの医師は思っているので）、私もまだ経験が足りない頃、医師になってまだ十年未満の頃は、とにかく聞かれたなら答えなければという気持ちが先立ちました。

その頃はどうしたかというと、「そうですねえ」と、いろいろ自分の経験を思い浮かべるわけです。文献がない以上、頼るのは自分の経験しかありません。あの人は六年で亡くなった。あの人は二年だった……。そう挙げていって、もしもたとえば自分の経験で六ヵ月というケースが一番多かったら、「そうですね、六ヵ月ぐらいでしょうか」と答えていました。

でも、六ヵ月と言って四ヵ月で亡くなられたら、「あなたの治療が悪かった」と責められるかもしれない……。それならばと、ときとして自分の経験した期間よりは少し短めに告げてしまうこともありました。なぜなら、自分の伝えた期間より長く生きてくだされば、ご家族は「よかった」と思われると考えるからです。

けれども、今は断言できます。

余命の長さは、正確には予測できない。余命一年あるいは二年などと、どうして言えるのか。

統計ではおよそ六十パーセントの人が二年以内で死んでいる病気があったとしても、その患者さんが六十パーセントに入るか残りの四十パーセントに入るかは確実にはわからないのです。

特にがんのようにゆっくり進行していく病気では、その人の生き方、心の持ちようが余命に大きく影響してくる可能性が大きいのです。

つまり、今日からの生き方で余命の長さは変わる可能性が大きいのです。

それなのに、もしも医師が「そうですね、あと六ヵ月くらいだと思います」などと告げたなら、患者さん側はさしたる根拠もなく言われたその期間を絶対的なものと受け止めて、引き算を始めます。私の命は、あと何ヵ月、あと何日……と数えてしまう。このような絶望的なストレスは確実に免疫を落とします。

忸怩《じくじ》たることに、医師が患者さんまたはご家族にあと六ヵ月くらいと告げて、ちょうど六ヵ月ほどで亡くなられると、世の中の人はその医師を「余命を正確に予測した名医だ」と言います。そうでしょうか。もしかしたら暗示にかけて患者さんの死期を早めてしまったのかもしれません。

だから、余命の予想はしないほうが良いのです。「予想（よそう）」は逆さ読みすれば「うそよ」であり、ましてや「予測（よそく）」のそれは……。

余命の数字を言わない代わりに、私は患者さんとご家族の帰り際には必ず次のような言葉がけをすることにしています。

「何よりも気落ちしていたのでは、がんをやっつける免疫の要とも言うべきあなたのＮＫ細胞（ナチュラル・キラー細胞）の活性は明らかに弱まってしまいます。今日からどんな気持ちで生きるかがカギなんです。あれこれ悩まず、できるだけ明るい気持ちで過ごされて、それで二週間後の検査でまたお会いしましょう」

がんの治療には、切除する方法、抗がん剤を用いる化学療法、放射線でがん細胞を破壊する方法などとともに、体の免疫力を上げることによってがん細胞を消滅させる免疫療法があります。免疫には体のいろいろな細胞が関係していますが、リンパ球の一種であるＮＫ細胞もその一つで、この活性（＝元気度）はその人の心の状態で変化することがわかっています。すなわち、気持ちが生き生きとしているときには活性が高く、イライラしたり落ち込んだりしているときには低くなります。

私の励ましに多少冷静さを取り戻されたのか、診察室を出る患者さんたちの表情からは暗さが少し薄れたように見えて、私もホッとするのですが、注目すべきは、再来院時に行なったその検査結果。なんとＮＫ細胞の活性の数値が多くの方で改善されているのです。

おそらく私の言葉を頼りに、努めて病気のことで過剰に悩まないよう過ごしていてくださったのでしょう。検査数値に影響を及ぼす人間の心というものの不思議さを感じずにはいられません。

思えば、数年前には、『がんで余命ゼロと言われた私の死なない食事』（神尾哲《かみおてつ》男《お》著　幻冬舎）という本がベストセラーになり、話題を集めました。末期がんを告げられたシェフの中年男性の方が、病院から「もう打つ手はありません」と治療を見放された後、「それなら自分でやるまでだ」と、食事や生活習慣の改善をはかりながら強い精神力で十四年も命を延ばし続けた記録です。

また、昨年惜しまれつつお亡くなりになった女優の樹木希林《ききりん》さんは、あちこちにがんを抱えた体で、「生も日常、死も日常。生きるのが〝良いこと〟で、死ぬのは〝悪いこと〟なんてことはないのよ」などといったメッセージを発しながら、長い間ひょうひょうと仕事を続ける姿を私たちに見せてくださいました。きっと希林さんのNK細胞活性は高かったのだろうと思います。

そうした人々の話を知るにつけても、人間の命を延ばすも縮めるも本当に心の持ちようが与《あずか》って力があるのだと、改めて思います。

大切な自分の命の長さは、数字などに惑わされることなく、自分自身がつかみとるもの――。そう言っても過言ではないと思います。

細胞に伝わる生き生きとした気持ち

私が大学病院にいた頃、たくさんの患者さんのNK細胞活性を調べたことがありました。

具体的にどうやってこの細胞の活性を調べるかというと、患者さんから採血したリンパ球から比重の差を利用してNK細胞を取り出し、人工的に培養しておいたヒトの白血病細胞（これは悪性細胞の一種です）に混ぜて、NK細胞が何パーセントの白血病細胞を破壊するかを見ます。

もちろん、どちらの細胞も決められた数にしてあり、一つの容器の中で一定時間戦わせたあとで、生き残った白血病細胞を数えるのです。つまりこの数字がＮＫ細胞の活性です。通常は二十〜三十パーセントの値です。

はじめ、私は、ＮＫ細胞の活性はがんが広く進行してしまった第Ⅳ期、いわゆる末期の人たちがもっとも低いはずと考えていたのですが、調べた結果、じつはそうではなく、初期の第Ⅰ期でも低い人がいて、第Ⅳ期でも高い人がいました。

つまり、第Ⅰ期だから高い、第Ⅳ期だから低いということではなかったのです。

そして一般的に、たとえ第Ⅳ期になっていても数回の測定でＮＫ細胞活性が高く出ることが多い人は長生きしていました。

これらの結果から、がんが進行しているからもうダメだと考えるよりは、面白いものを見たり聞いたり、美しいものに感動したり、あるいは楽しいことを考えたりして、ＮＫ細胞活性を上げることにまずは努力するほうがよさそうだと言えます。病気になっていても、気持ちが生き生きとしていると、ＮＫ細胞活性が五十〜六十パーセントという高い値を示す人もいるのですから。

ところで、私の診療分野である肺がんの話をしますと、以前は肺がんになると二年以内に亡くなることが多いと言われていました。

しかし実際には二年を超えて生きる人もたくさんいらっしゃいました。二年以上生きる人とそうでない人を分けているのは何なのか――。

そこで私たちは、肺がんで二年以内に亡くなった人と二年を超えて生きた人の血液を採取して検査しました。

すると、両者のＮＫ細胞活性には明らかに差があって、二年を超えて生きている人のほうが高かったのです。

これはがんの治療にあたっている多くの医療者が感じていることだと思いますが、生きる意欲の強い人は長生きしていて、落ち込んでいる人はあまり長く生きていないという傾向があるのです。

腫瘍マーカーが上がって病気が進行していることを示しているにもかかわらず、

NK細胞活性があまり落ちない人は長生きしていることが多いのです。本当に不思議なことです。

心が体に及ぼす影響の重要さ

ともあれ、NK細胞活性を高めることはどんなに大事か、おわかりいただけたと思いますが、私にはそれで思い出す二人の患者さんがいます。

一人は、ある感染症にかかった四十代の女性です。

この方の病気は、非結核性抗酸菌症というものでした。これは非結核性抗酸菌という菌によって起こります。この菌は結核菌とよく似ているのですが、結核菌のように人から人にうつることはないといわれています。似ているけれども違うという意味で「非結核性──」と名前がつけられています。結核の場合のように、確実に効く薬がまだできていません。命にかかわるほどひどくなることは少ないのですが、免疫が少しでも落ちると菌が広がるという厄介な病気です。

この女性は別の病院で「これは治療法がないので、完全に治ることは少ない病気です。悪くなることはあるけれども、人にはうつらないから、このままでいいのでは」と言われ、ひどく落ち込んで私の外来に来られました。

もちろん私とて、有効な治療法を持っているわけではなく、特効薬も今はありませんと申し上げました。しかし、私はこう付け加えたのです。

「ですが、同じ病気になっている人でも、落ち込まずに元気で生き生きしていると病気が消えてしまう人がいるんです。それから、好きなものをたくさん食べて楽しく生きていると元気になって病気が治る人もいます。この病気はなぜか痩せている女性に多いのですが、食べて体重が少し増えると、胸の写真の影が減る人がいるのです。大丈夫ですよ。明るい気持ちでいることと体重をちょっと増やしてみるというのを、やってみませんか」と。

医学書には、この病気は〝悪化する場合もあればよくなる場合もある〟と書いてあるだけなのですが、実際、体重が二キロくらい増えると好転する例があるのです。

その方も、かなり痩せた体型だったので、そう提案してみたのです。明るい気持ちが大事ですというのは、私が勝手に添えたことですが。

半信半疑（たぶん）ながら、彼女は私が勧めることをやってみたところ、なんと、本当に病巣が小さくなりました。

食事を楽しんで、気持ちが明るくなってくると、病気は進行しないし、陰影が消えてくる部分が出てきた。最終的にはまだ完全に消えてはいないけれど、あと少し。顔の感じも以前よりずっと明るくなって、「免疫が強くなって病気がよくなってきたのですね」と言ったら、とても嬉しそうでした。

誰だって、これは治らない、有効な治療法がないって医師から言われた時点で、落ち込んでしまいます。気持ちで病気が悪化します。

せめて、気持ちが明るいとよくなる人もいますよと、もう一言、言えばいいのにな――と私は思うのです。

もう一人の患者さんは、当時五十代後半の穏やかで誠実な印象の男性でした。診察室で初めてお会いした日、前の病院で撮った胸のレントゲン写真を見てビックリしました。両肺に、ピンポン玉くらいの大きさの丸い影がたくさん散らばっていたからです。

でも、その方は「ずっとこんな感じで、二十年も同じなんです。動きもしません。だから先生、心配いりません」と、屈託のない顔で言うのです。

私は他の臓器から転移してきた悪性の病変を考えたのですが、気管支内視鏡を使った検査は受けたくないと言われますし、二十年も変わらないのだからこのままでいいとのことでした。そこで毎年定期的に胸のX線検査を受けてもらうことにして経過を見ることにしました。陰影は確かに少しも変化しませんでした。

ところが数年後。世の中の景気が悪くなって、この方の会社でもリストラが行なわれることになりました。そしてあろうことか、この患者さんが社員にリストラを伝える担当者になるよう社長から命じられたのです。外来でお会いすると、患者さんには以前のような明るさがなくなり、「つらいです」と言って沈んでいました。

念のためにと胸の写真を撮ってみたら、あのピンポン玉大の陰影が一斉に大きくなっていたのです。体が凍り付く思いがしました。恐ろしい写真でした。二十年以上も動かなかったものが、タガがはずれたように動き出し……そうして、治療が追いつくよりも早く、その方はあっけなく亡くなってしまいました。

後日、社長さんとお会いしたとき、こう悔いておられました。「リストラは言われるより、言うほうがつらいといいます。きっと、つらいのを我慢して……ずっと嫌な思いを続けていたのでしょう。彼を殺したのは私です。あんな役をやらせた私のせいです」と。

私にとって、人間の体のもろさを実感させられた経験でした。

過去の意味づけが変われば未来が変わる

何事にもくよくよせず楽観的になると、人間の体のどの細胞も活発になります。私たちはＮＫ細胞しか観察していませんが、おそらくすべての細胞がそうなのではないかと思います。

とはいえ、人生には苦しいことや悲しいことも多く、いくら楽観主義を目指しても、心がついていきそうにない……。そう思われる方もいらっしゃることでしょう。

でも人間は、つまずいたり嘆いたりつらい暗闇に沈んでいるようなときこそ、いろいろなことを考えて、あれこれ思索をめぐらしていくものなのです。

とりわけ、大病をするということは、これまでの自分の過去を振り返るきっかけにもなるようです。

患者さんとゆっくりお話しできるようになると、患者さんは過去を振り返って、「あんなことがあったが非常に悔しかった」「あれは思い出すのも不愉快だ」「これは楽しかった」……などと感情を交えて話すようになります。

そして何回も聴いていると、それら過去の出来事の意味づけが変わってくることがよくあります。過去の出来事は一つひとつが人生を形成するファクター（要素）です。一つひとつのファクターを思い出し、さらに突き詰めて深く考えるようになるからなのでしょう。

たとえばがんになって入院されたある患者さんもそうでした。

患者さんは入院すると、ずっと一人でいる時間が長いものですから、おそらく過去のことをさまざまに思い出されるのですね。時々それらのことを病院の私たちに話してくれます。「嫌な思い出だけどね」などと言いながら。

ところがしばらくして、同じ話が再び持ち出されたときには、話のニュアンスが変わっていました。

「この前、嫌だったと言ってたあの話、あれからもう一度よく考えてみたんですが、嫌というのはそのときの私の思いがそうだったというだけのこと。ことさら引きずらなくとも、単にそういう出来事が過去にあったということにすぎないんじゃないかと思うんです……」

私たちは皆、過去は変わらないと思っています。もちろん過去の出来事が変わることはあり得ないけれども、過去を真摯《しんし》に振り返ることによって変わっていくものがあるのです。

それは出来事（ファクター）に対する「意味づけ」です。

過去の出来事は何一つ変わっていないにもかかわらず、そのことに対する「意味づけ」、あるいは「重みづけ」が変わることで、過去が変わってくるのです。

事実、この患者さんの「意味づけ」も変わっていったようで、さらにこのように言っていました。

「突き詰めれば、あのことがあったから、○○さんに会えて、その後に大事な□

□さんとの出会いがあって……今につながっているんじゃないかと。つまり、あの嫌だと思っていた出来事のおかげで現在があるように思えるのです」

言葉の言い回しこそ、それぞれですが、この方以外にも、こうした感慨を持つ患者さんは一人や二人ではありません。

「それはそういう出来事があったということにすぎない」――過去を振り返って何度か考え直しているうちに、人々の胸に去来するのはこの思いのようです。

そして、だんだん、「それがいいことだと思っていたのは、周囲の人がいいと言うから私もそう思っていた」「世の中の人があれは失敗だと言うから、私も失敗だと思っていた」「でも本当はいいも悪いもないのだ」と思えるようになってくるのです。

自分の人生に起きた過去の出来事（ファクター）の一つひとつについて、その意味づけや重みづけを、世の中の価値判断ではなく――自分自身の価値判断で、やり直してみると、自分の人生が違って見えてきたということなのですね。「いいも悪いもない」というのは、人生は無意味だということではありません。決してそうではなく、これまで生きてきた自分の人生観、価値観で、過去のファクターに改めて意味づけをすることができるということです。

そうやっていくうち、やがて「この失敗があったから、この人に会えた」「あの人に会えて自分はこう変わってきた」といったように、自分の身に起きたすべてを肯定的に受け入れることができるようになると、しめたものなのです。「私みたいなつらい思いをした人間はいない。本当に世の中はひどいものだ。親戚もひどかった」と言う人が、「あれがよかった。親戚が冷たくしてくれてよかった。そう考えてみると、私は何てラッキーだったんだ」そう考えるようになるのです。

悪いと思ってきた過去の出来事に対する意味づけがポジティブになると、間違いなく現在がポジティブになります。そして、現在がポジティブになれば、間違いなく未来がポジティブになるのです。

つまり、過去が変わると現在が変わり、現在が変わると未来が変わるのです。

意味づけを変えることができたら――。

そしてそれが楽観的なものに変わったら「人生の質」が変わります。

ひいては、それが、悔いなく人生を生き抜くことにつながるのだと、私は確信しています。

家族の助け、医師の役目

たとえば、一家の大黒柱の父親ががんだとわかったとき。

当の患者さんは目の前が真っ暗になったと言い（でも実際に倒れた人をこれま

で私は見たことがありません）、付き添って来られた家族の方もどうしていいかわからない。

こういうときに、病名を告げた医師には何ができるか。

じつは、できることがあるのです。それは、ごく普通の話を患者さんにさりげなく振ることです。

例えば「花が咲きましたね」「新緑の季節になりましたね」「今日は雨ですね」「風が強い日ですね」といったように、ごくありきたりの話をするのです。

野球の巨人が好きな人なら、巨人が勝てば「昨日は勝ちましたね」と話しかけます（巨人が嫌いな人には、「昨日、負けましたね」となりましょうか）。

このようにしながら、少しずつ時間が経つのを待ちます。

時間が経つと、がんであるという事実は何一つ変わっていないのですが、自分と病気の間に距離ができてきます。距離ができてくると他のことが見えるようになるのです。

患者さんが検査などに行かれている待合時間には、そのご家族から、患者さんにかかわるお話をいろいろ聞いておきます。

具体的には、息子さんに「お父さんと一緒にしたことで、嬉しかったことは何ですか」「お父さんはどんなことがお好きですか」といったようなことです。するると、「父ががんになりましたので、これから三ヵ月間、自分の会社に頼んで五時以降の残業はしないことにさせてもらって、六時までには父のそばに来ます」とか、娘さんが「私は会社をしばらく休んで父の面倒をみたい」とか、いろいろ話してくれます。

患者さんの耳にはまだそういう言葉は入っていません。

さて、私たち誰しもがそうなのですが、自分の体のことを心配し始めると際限なく不安になります。「いま動いているこの心臓はいつまで動くだろうか、すぐ止まる可能性はないのだろうか」と考え出すと、本当に不安でたまらなくなります。

ところが反対に、他の人のこと、特に奥さん、ご主人、お子さん、お孫さんたちのことを考え始めると、気持ちはがぜん強くなります。

そこで、折を見てそれとなく患者さんに「息子さんが、こんなことをおっしゃっていましたよ」とか、「娘さんがこんな話を」などと言ってみるのです。

すると、「えーっ、息子がそんなことを言っていましたか」と、嬉しいとは口に出さなくても目がうるんできて、当人は自分以外の人のことを考えるようになります。

そして、「私がこんなに落ち込んでいたら、娘まで落ち込んでしまう」とか「家内がダメになってしまう」という気持ちになってくるのです。そうすると人間は本当に強くなるのです。

また、自分以外の人のことを考えるうちに、自分のこれまでの人生のさまざまな出来事についても、いろいろ考えるようになります。

そう。さきほどお話しした「意味づけ」作業が始まってくるのです。

これは、ご家族の思いを知った別のがん患者さんがおっしゃった言葉です。

「これまでの人生は〝こんなものだろう〟と思っていたけれど、それが改めて子どもたちや、あるいは友人からの言葉を聞いているうちに、〝このようにも思える〟というふうに考えが変わっていきました」

そのなかには、ご家族や友人の方たちの愛がまぎれもなく含まれているのは言うまでもありません。

自分一人では乗り越えられそうもない苦境でも、気づかないうちに周囲の力がそこから助け上げてくれているのです。

これもまた、心が前向きに変わったがゆえに、気づくことなのです。

患者さんが前向きになるために、病気についてだけを見ている患者さんの視点を周囲に向けさせることには意味があります。鳥が空から地上を見るように人生を上から広く見る、つまり俯瞰《ふかん》することができるようになるからです。

そのために、ご家族の思いを伝えたり、過去の他の人たちとの思い出を語ってもらったり、窓の外の自然に目を向けてもらったりするのです。

青空やそこに浮かぶ雲を眺めることは、私たちの気持ちを変えます。

ただし、「病気のことばかり考えていないで、外の空を見てください」と命令してはいけません。

「青空がきれいですよ」とか「秋の空の青さって、こんな色だったのですね」などと言って、こちらも空を眺めるのです。

第 2 話

死に顔に自信ありますか？

第2話で伝えたいこと

1. 遺影より大切なのは「死に顔」
2. 〝三途の川の向こう〟はいい世界──らしい
3. 旅立つときは、一番いい日に呼んでもらえる
4. 子への最後の贈り物は「親の死」
5. 心の中に亡くなった人の居場所を作っておく

遺影より大切なのは「死に顔」

生きとし生けるものは、やがていつか死を迎えます。

私たちに問われるのは、それまでの日々をいかに大切に生きるかということ。

そして願わくば、悔いなく満足のうちに人生の幕を下ろすことができたら……。

そのとき、脳裏に浮かぶのは、穏やかに目を閉じようとする姿——でしょうか。

ところで、亡くなれば顔の表情を作っているいくつかの筋肉（まとめて表情筋と言います）も動かせなくなるのだから、人間の死に顔はみんな一様なもの、と思っている方は多いかもしれませんが、いいえ、そうとも限りません。

それぞれの人生が投影される何かが感じられるものなのです。

とはいえ、たいていは穏やかな良いお顔で旅立たれる方が大多数で、病気による苦痛をあまり感じていなかったり、周りの人々から手厚い看護を受けていたような方の死に顔は、とりわけ安らかです。広隆寺の「宝冠弥勒《ほうかんみろく》」をご覧になったことがありますか。あの右手の中指を頬にあてて物思いにふけっているような菩薩像の顔、「ほほ笑んだようなやさしい顔」です。

しかし、まれにではありますが、安らかとはほど遠い顔や、あるいは恐ろしい形相――そうとしか言いようのない顔で逝かれる方がおられます。

私は大学医学部三年の頃、そのような顔に出会ったことがありました。

人体の乾燥標本（研究のためのミイラ）を作っていた解剖学教室に、夏休みを利用して手伝いをさせてもらうため通っていたときのことです。

広い解剖教室の真ん中でたった一人。私は九体のご遺体に囲まれて作業をしていましたが、それぞれのご遺体は防腐剤の入った大きなビニール袋に包まれていて、袋の上には大きな布がかけてありました。

やがて数日経つと、同じ部屋にいるご遺体に挨拶しなくていいのだろうかという気持ちが湧いてきました。きちんと挨拶しないと恐ろしいことが起こりはしないかという気持ちもあったので、さっそく次の日の朝から、部屋に入るとまず、お一人ずつ布をめくってお顔を拝見し、「おはようございます。学生の中島です。よろしくお願いします」と言うことにしました。

帰るときも布をめくって、「ありがとうございました。今日は帰ります。明日もお願いします」と言って礼をしました。ご遺体の顔はみんな穏やかで、「またね」と言ってもらっているような感じでした。

そんなある日の朝。ご遺体が一体増えていました。そこで、いつものように、このご遺体にも挨拶しようと布をめくったところで、アッと息をのみました。若い女性でしたが、両眼をカァーッと見開き、口は曲がり、顔はゆがんでいて、私をにらんでいたからです。あとで聞いたところによれば、彼女は無理心中をした人で、刺された傷はじつに二十ヵ所以上にも及び、遺族は引き取りを拒否したのだとのこと。不本意な死に方が、恐ろしい形相を作ってしまったのでしょうか。

医師になる勉強を始めたばかりで、死に顔は穏やかなもの、とばかり思っていた私には、衝撃的な経験でした。

医師として多くの方の死に立ち会ってきて、私はこれまでさすがにあの彼女の形相を上回るほどの顔を見たことはありませんが、ホスピス医の小野寺時夫《おのでらときお》氏は、その書『人は死ぬとき何を後悔するのか』（宝島社新書）で、長年の医師生活において五人の方の〝怖い死に顔〟に対面した経験があり、「何年経っても頭から離れません」と打ち明けておられます。いずれも人に憎悪や怒りを持ったまま亡くなった方のようです。

確かに人には、長年胸の奥に憎しみを澱《おり》のように溜めていたり、誰にも打ち明けられない悩みがずっとあったり……など、やむにやまれぬ個々の事情というものがあるのでしょう。

けれど、「生き方は死に方に表れる」といわれます。

言葉を変えれば「生き方は死に顔」です。

このままではひどい死に顔になるのでは……と、ふと立ち止まって考えてみることも、ときには人生に必要、と言ったら言い過ぎでしょうか。

そして、幸せな死に顔になるためには、他の人々に誠意を尽くしつつ、自分が心から満足する生を送らなければならないのは言うまでもありません。

このことだけは、今を生きる誰の胸にも深く留めておかなくてはいけないのではと思います。

遺影に抱いた違和感

亡くなったあとには葬儀が執り行なわれます。自分の患者さんの葬儀には、よほどのことがない限り参列しました。

祭壇の中心には大きな遺影があり、遺影をじっと見つめて礼をしますが、見つめながら、これは「〜さん」とは違うなあと感じることがよくありました。

遺影は、ご本人の若いときの写真や、よく撮れたときの自慢の写真とか、患者さんとしてお会いするずっと前の写真のこともありますから、何か違和感を抱いても不思議はないのですが、そういうのとも違うのです。

生前に撮られた写真はまだあちらの世界を見ていないときのもの。あちらの世界に逝くときに、こちらの世界の一切を放出して、つまり生き切って、力が抜けて、多くはあの弥勒菩薩のような顔になって旅立っていかれたところを私は見たわけで、私の印象に残っているのは亡くなられたときの顔なのです。だから違っていて当然で、それが違和感の原因だったと考えるようになりました。

世の中で今ブームになっている終活本には、「自分の葬式で掲げる遺影用として、早めにきれいな写真を撮って準備しておきましょう」などと書かれているようですが、誤解を恐れずに言わせていただければ、遺影は葬式に来てくださった方のためのものであり、死んだあと、身内の人々の心にずっと残るのは遺影ではなく、死ぬまでの日々と最後のお別れをしたお棺の中の死に顔です。

死に顔が平穏で幸せそうであればこそ、家族の心もまた慰められるのです。

家族にとって亡くなったときの悲嘆が大きくても、その安らかだった顔を思い出すたびに、悲しみは和らげられていくのです。

もしも、お棺を覗いて対面した顔が、眼も閉じずに怒りで固まったような怖い顔だったら――。

家族はその後ずっと心穏やかに過ごすことはできないでしょう。

「お父さんは、なんであんな顔をして逝ったんだろう」「なにか私たちに怒っていたことがあったのでは……」などなど、永遠に出ない答えに苦しむことになるでしょう。

だから、大切なことは、「遺影」より「死に顔」なのです。

死に顔こそが、最後の最後に、家族の心に刻み付けられる大切なものなのです。

そして幸せな死に顔が、自分亡き後の家族を幸せにするのです。

死に顔が穏やかであれば、その後、家の仏壇などに置かれる在りし日の笑顔の写真を見て、家族は安らかな思いに満たされるのです。

生物として命が終わっても、じつはその先――「死に顔までが自分の一生」なのだと、心に刻んでいたいと思っています。

〝三途の川の向こう〟はいい世界――らしい

先日、ある中年の御婦人と話をしていたら、こんなことをおっしゃいました。
「死ぬというのは、テレビの画面がプチッと消されて、真っ黒になるようなものだと思うのです」と。

死を電気製品のスイッチオフになぞらえる、という捉え方もあるのですね。

私たちは何のために生きてゆくのか。それは、多くの困難を乗り越えて生きることによって、自らの魂を高めるためなのではと感じています。

楽しいだけでは魂は高められない。苦しいことがあって初めて魂は奮い立つわ

けで、そうやって辛苦を乗り越えながら魂を高めて〝向こうの世界〟へ還ってい
くこと――それが死ということなのだと私は思います。
〝向こうの世界〟とは、あえて言葉で表すならば、「私たちをこの世に生まれせ
しめたもののところ」となるでしょうか。
奇跡にも等しい幸運でこの世に生をうけた私たちです。その大切な生を全うし、
高めた魂を持って還ってくることを、〝向こうの世界〟は望んでいるのではない
か。考えれば考えるほど、その思いが強くなります。
それに――。
どうやら〝あちら〟は、怖くなんかない世界のようなのです。
というのも、臨死体験した七人の方のお話を、私は病院で直接伺ったことがあ
るのですが、皆さん、「とてもいい世界だった」と言うのです。
そもそも、私たちが今いるこちらの世界とあちらの世界の間には、「三途の

川」と呼ぶ川がある（らしい）のですが、三途の川っていったい何なのでしょうね。

世界の多くに三途の川と同じような言い伝えがあるそうですが、日本では奈良時代の古事記に「三瀬川《みつせがわ》」という名前で出てくる川が、平安時代に「三途の川」という名前に変わっていったと言われています。三瀬川というのは男の神「いざなぎ」が黄泉国《よみのくに》まで会いにいった女の神「いざなみ」から命からがら逃げたときに体を清めた川なのだそうです。川の渡り方、渡り賃などは、この世と同じように時代とともに少しずつ変わってきたようです。

インターネットで調べると、「三途の川」とそこにかかる橋の想像図がたくさん出ています。鬼たちは三途の川の川沿いにいて、川を渡ることになった人たちが来ると、鬼が衣類をはいで、それを木の枝に掛ける。悪いことをしていると、その衣類が非常に重い。衣類の重さを木のしなり具合で見て、濁流の中を渡らせるか船で渡らせるかをこの鬼たちが決めている——そんな絵など。

一方では、恐ろしそうではない絵もあります。

昔は川の中に足を浸けて渡って行ったけれど、今は船が来て、それに乗って行くだけ（ということを表している絵）。順番を待つ人も、手を後ろに組んで、どうってことなく待っているという感じの人もいます。

いろいろな絵が出てきますが、全部、川のこちら側からのものであり、想像上とはいえ、どこかのんびりしています。

もちろん、本当にあちらに行ってしまった人は行ったきりなので、「三途の川」の真実は誰にもわからないのですが、それでも、私が実際に聞くことができた「向こう側へ行きかけた人たちの話」は、たいへん臨場感がある興味深いものでした。なにしろ、〝半分〟だけでも体験してきたのですから。

中には「行きかけて途中で帰ってきたけれど、本当は帰ってきたくなかった」と打ち明けた人もいました。

とにかく、臨死体験をして戻ってきた人たちは、みんな共通して〝良かった〟

と言っているのです。

興味深い臨死体験談の数々

臨死体験談の具体的な内容は、個々で違う点もありますが、共通している点もたくさんありました。

魂が自分の体から抜けて天井から自分や家族を見ていたと言う人、お花畑を越えていったと言う人、お花は黄色一色だったと言う人、川のせせらぎが聞こえていたと言う人、実際に川があったと言う人、紫色の雲にのってゆっくり飛んでいったと言う人……。

やがてここからが共通しているのですが、自分の会いたかった人に会ったと言うのです。

会いたかった人というのは、自分より先に亡くなった人たちで、たいていの場合は自分の親です。親は亡くなるときは半身不随であったのに、そこでは手足を自由に動かしていたとか、生前の体の不具合は消えていたようだと言います。

会ってともに過ごした所は、温かい光、輝いているが決して眩しくない光に包まれていた。親は私の悪い点を責めることは決してなく、「あのときはこうだったね、あのときはこうしたね」と懐かしく語って、最後に「あなたはまだこちらに来るときではないから帰りなさい」と言われて帰ってきたと言います。

体験者のうち、私の患者さんだった肺気腫の女性は七十代の後半でしたが、呼吸がとても苦しい状態で、酸素を常時吸入しても動くことがほとんどできない方でした。入院中に呼吸停止を起こしましたので、医療スタッフみんなで心臓マッサージをしました。

苦しそうな顔の患者さんの上にまたがり、背中の下に板を入れて（心臓マッサージは柔らかいベッドの上では効果がないので、体の下に板を入れて体がベッドに沈みこまないようにするのです）、交代で心臓を押してマッサージを続けました。交代でするのは、心臓マッサージを続けるには体力が必要だからです。一人で続けていると力が入らなくなってマッサージが効かなくなります。だから疲れ切る前に交代するのです。

マッサージを続けて数分後、患者さんの自発呼吸が戻ってきました。患者さんが落ち着いてから私はそっと聞きました。「意識がなくなっていたとき、何か見ませんでしたか」。するとこんな話をされました。

「お花畑があって川のせせらぎが聞こえていた。どんどん歩いていったら（呼吸の苦しさはなかったそうです）、お寺が見えてきた。近づいていくと三人のお坊さんが座って何か話していた。そのうちの一人、こちらに背中を向けていたお坊さんが、振り返って私を見て、これが最後だぞと言って数珠を投げてくれた。そうして気がついたら皆さんがいたんです」

この方はこの一ヵ月後に亡くなられました。苦しさを感じさせない、とても穏やかな顔でした。

そう言えば私が若かった頃、患者さんの心臓や呼吸が止まりベッドに飛び乗って心臓マッサージをしていると、本当に苦しそうな患者さんの顔がいつの間にか穏やかで優しい顔になっていることがありました。いつ優しい顔になられたのか、気がつかないことが多かったのですが、「この優しい顔になるともうこちらには戻ってこない、あちらの世界に逝かれたのだ」といつからか思うようになりました。

もう一人。こちらは八十代の男性です。心臓の不整脈を治療するために局所麻酔でカテーテルを心臓に向かって入れていましたが、途中から意識がなくなったそうです。

この方の話では――、それまで聞こえていた手術室のざわめきが消え、痛みも消えた。黄色いお花畑を歩いていくと川があった。川の向こうに靄《もや》が低く立ちこめていて、その上に亡くなった奥さんが立っていた。奥さんは三十八歳で病死したが二人は大変仲がよく、奥さんの死後は数日お墓に寄り添って寝ていたのだと。男性は今も独身のまま、奥さんのことをずっと思っているとのこと。この奥さんが川の向こうでニコッとした。そばに行こうとしたら、ざわめきが聞こえてきて自分は手術室に戻っていた。そして痛みも戻ってきた……。「もし川の向こうに立った家内があのとき手招きしたら、私は間違いなく飛んでいったでしょうね。あんな所に行けるのなら、死ぬなんてちっとも怖くない」

漫画家の藤子《ふじこ》不二雄《ふじお》Ⓐ氏（八十五歳）は、二〇一三年に大病をして生死の境をさまよい、そのとき、危険な状態の病床で不思議な夢を見たとテレビで語っていました。

「川があり、そこには橋もかかっていて、川の向こうに崩れかけた古い建物が見えました。目を凝らすとそれはトキワ荘だった。そして向こう側から〝おーい、おーい〟と大声で私を呼ぶ声が聞こえてきたんです。よく見ると、呼んでいるのは、赤塚《あかつか》不二夫《ふじお》や石ノ《いしの》森章太郎《もりしょうたろう》など、トキワ荘で若い頃一緒だった仲間たち。あのときそのまま橋を渡っていたら、今私はここにはいません……」

郵便はがき

料金受取人払郵便

代々木局承認

6948

差出有効期間
2020年11月9日
まで

1518790

203

東京都渋谷区千駄ヶ谷4-9-7

(株)幻冬舎

書籍編集部宛

1518790203

ご住所 〒

都・道
府・県

フリガナ

お名前

メール

インターネットでも回答を受け付けております
http://www.gentosha.co.jp/e/

裏面のご感想を広告等、書籍のPRに使わせていただく場合がございます。

幻冬舎より、著者に関する新しいお知らせ・小社および関連会社、広告主からのご案内を送付することがあります。不要の場合は右の欄にレ印をご記入ください。

不要 □

本書をお買い上げいただき、誠にありがとうございました。
質問にお答えいただけたら幸いです。

◎ご購入いただいた本のタイトルをご記入ください。

『　　　　　　　　　　　　　　　　　　　　　　　　』

★著者へのメッセージ、または本書のご感想をお書きください。

●本書をお求めになった動機は？

①著者が好きだから　②タイトルにひかれて　③テーマにひかれて
④カバーにひかれて　⑤帯のコピーにひかれて　⑥新聞で見て
⑦インターネットで知って　⑧売れてるから／話題だから
⑨役に立ちそうだから

生年月日	西暦　　　年　　　月　　　日（　　　歳）男・女			
ご職業	①学生	②教員・研究職	③公務員	④農林漁業
	⑤専門・技術職	⑥自由業	⑦自営業	⑧会社役員
	⑨会社員	⑩専業主夫・主婦	⑪パート・アルバイト	
	⑫無職	⑬その他（　　　　　　）		

このハガキは差出有効期間を過ぎても料金受取人払でお送りいただけます。

ご記入いただきました個人情報については、許可なく他の目的で使用することはありません。ご協力ありがとうございました。

トキワ荘とは、かつて手塚治虫《てづかおさむ》氏が住んでいて、その後、漫画家を目指す若者たちの聖地となった東京・豊島区の木造二階建てのアパートのことですが、私は藤子氏の体験を知って、（やっぱり、あちらでは、会いたい人に会えるのだ）という思いを強くしました。私に臨死体験を聞かせてくれた方たちも、皆さん、会いたい人に会えたと言っていたのと同じです。

じつは、向こうの世界を体験したという人たちは世界中にたくさんいるようで、本当にたくさん臨死体験に関する本も出ています。

『死んだ後には続きがあるのか』（エリコ・ロウ著　扶桑社）は、その中の一冊であり、著者は、アメリカに住んでいる日本人の女性ジャーナリスト。この人がたとえばこのような臨死例を挙げています。

●あちらの世界に行ったとき、一人の女性が私を案内してくれたが、知らない人だった。ところが、向こうの世界へ行きかけて戻ってきたということが新聞記事になると、ずっと離れて過ごしている母親から一枚の写真が送られてきた。〝あなたには、実はあなたの知らない妹がいて、大人になってから死んだ。その妹の写真がこれ〟と。大人の顔の写真だったけれど、向こうの世界で自分を案内してくれた人だとパッとわかった。あれは自分の妹だった。

●生まれつき目が見えない女性。心肺停止になって魂が上に浮いた感じがした。天井まで上ったときに、下を眺めると自分の姿と顔を初めて見ることができ、自分に取りすがっている母の姿も見た。「お母さんはこんな顔をしていたんだ」と嬉しかった。母の着ているものも見えた。

この女性はこちらの世界に戻ってきてから、「お母さん、こういう柄でこんな色の服を着ていたでしょ」と言うと、それが全部当たっていたため、「見えないはずなのに、どうして」と話題になり騒がれたとのこと。

また、この本には次のようなことも書かれています。

●足がない人が、あちらの世界では足がある。歳をとっていた人は若々しい。向こうの世界では、その人の一番元気なときの姿で出てきている。

……などなど。

西欧人の場合は、「三途の川」ではなく、〝トンネルに入っていく〟と表現する人が多いとのことですが、とにかく、向こうの世界はよかったという感想がほとんどです。神様のような、非常にすばらしい存在を感じたと言っています。

やはり、あちらには、どうもいい世界があるらしい。

私は見たことがないので、あるらしいとしか言えないのですが。

旅立つときは、一番いい日に呼んでもらえる

「先生は、死ぬことが怖くないんですか」

向こうはどうやらいい世界らしいですよと、折に触れて私が言うものですから、そんな質問をときどき受けます。私の答えは、いつも同じです。

「はい、怖くありません」

なぜなら、そのときは向こうのいい世界が、その人にとって一番いいときに呼んでくれると思っているからです。

病院でこれまで大勢の人たちを看取ってきましたが、亡くなられたあとで振り返ってみると、誰にとっても（ご本人にとっても、ご家族にとっても）、一番いい日に旅立たれたように思えるからです。

たとえば、病状が重くなった父親について、息子さんが「あとどれくらいでしょうか」と聞いてくることがあります。その場合私は「あと〇ヵ月です」とは答えずに（じつは答えられないからなのですが）、「どうしてですか」と問い返します。

すると息子さんにはちゃんと理由があるのですね。「三ヵ月後に海外出張が入っています。それとぶつからないか、とても心配です」。こう言われて「確かに心配ですね」と私も答えます。

しかし、医師生活も長くなってきますと、もう自信があります。

「大丈夫だと思います。あとどれくらいでというのはわからないのですが、でも、信じられないかもしれませんが、息子さんは息子さんとして、お母さんはお母さんとして、私たち医師は医師として、一生懸命やるべきことをやっていると、いつか亡くなられるにせよ、誰にとっても一番いいときに亡くなられているように思います。本当に不思議ですが、亡くなられたあとで振り返ると、たいていそうなのです」

とはいえ私自身、避けられない仕事との重なりが危惧されるときもあって、内心気が気ではなかったこともありました。それでも、「その日」は、それらを上手に避けるように静かに訪れてきました。まれに同じ日になっても、結局それが一番よかったと思えることがほとんどでした。

「そういえば小さい頃、私を可愛がってくれていた祖父が亡くなったのは、私の小学校が夏休みに入ったときでした」と、思い出した方がいました。

また、NHKの朝ドラ「半分、青い。」の脚本家、北川悦吏子《えりこ》さんは、以前ヒットドラマを連発して引っ張りだこのとき、がんで長く闘病中だった故郷のお母さんを亡くされていますが、ちょうど一つのドラマが終わり、次のドラマが始まる短い空きの期間中だったとのこと。「私の仕事の邪魔をしないかのようなタイミングで……」と、雑誌のインタビューでそう語っていたと知人が教えてくれました。

身近な人が旅立った日、たまたま家族みんながそろっていたとか、留学中の子どもが帰国していた……とか、そんな経験を持つ人もきっと多いはず。

臨死体験者たちが一様に、「来るのは今じゃないと言われたので、帰ってきた」と、話していましたが、このあたりと符合するような感じがしてなりません。

まだ、あなたにとっての、みんなにとっての一番いい日ではないのですよ――と。

「その人にとって一番いいときに、あちらの世界が呼んでくれる」

そう思うと、「いつ死ぬのだろうか」と考えても意味がないように思えてきます。その人を一番必要とするときに、向こうのいい世界が呼んでくれるのなら、いつ死ぬかということは向こうの世界に任せてしまうのがよいのではないでしょうか。

そして、呼んでくれるまではこちらの世界で、自分と今一緒にいる人たちのためにそれぞれの人生を充実させる、人格を涵養《かんよう》する（涵養というのは、自然に水がしみ込むように徐々に養うという意味です）、そういうことを考えながら、きちんと生活するのが私たちの使命なのではないかと思います。

だから、いつか「三途の川」が見えたときには、「エーッ」と驚かないで「あ、来ましたか。では参ります」と言って渡るのが良いと思うのです。

私は、「今だよ」と呼ばれれば、「はい、お願いします」と言うでしょう。

みんな一番いい日に逝っているから。

向こうが時を選んでくれて、それに従うだけというのが、私の今の心境です。

「死ぬる時節には、死ぬがよく候」

これは、良寛《りょうかん》和尚の言葉です。

七十一歳のときに、越後三条で死者千六百余人を出す大地震があり、その地にいた良寛を知人が心配して見舞いの手紙をくれた。それに対する返信で、

「災難に遭う時は遭うほかなく、死ぬときは死ぬよりほかにありません。怖がっても仕方ないこと。嘆いたり諦めたり妄想に逃げず、あるがままに受け止めて、その時その時できることをただ精一杯に為すのが、災難や死を逃れる唯一の方法でありましょう」

と、良寛は述べています（原本古文の訳は、永岡書店『ふっと心がかるくなる禅の言葉』より引用）。まことに人生の核心を突いていています。

「見るべきほどの事をば見つ」

源平合戦の際、源氏軍に追われた平知盛《とももり》（清盛の息子）が、壇《だん》ノ浦《うら》で船から飛

び降りて入水自殺を果たしたときに、最期にそう言ったと伝えられています。

「この世で見なきゃいけないものは、もう全部見てしまいましたので」

といった感じでしょうか。

そんな達観の境地もまた、私の心にしっくりきます。

人生は、自分の計算通りにはいかないし、思ったようにいくわけではないけれど、でも何かが私を生かしてくれている。だから、それに任せようという、よろしくお願いします、という……そういう思いが、日々だんだん強くなっていくのを感じます。

子への最後の贈り物は「親の死」

人間にとって、自分とかかわりのあった人の死は、本当に悲しいものです。

自分の心の中に大きく存在すればするほど、その死によって心の中にポッカリ穴があきます。

その意味では、子どもにとって親の死は埋めがたい大きな穴になります。

親が死んだときに初めて私たちは「人は死ぬ」ということを実感するのです。

他人の死はしょせん他人の死で、おじいちゃんやおばあちゃんでも普通は親の死ほどではありません。やっぱり、人間というものは死ぬんだということを教えてくれるのは親の死。そう思います。

ということは、親の死は、親が子どもに残す最後の大きな贈り物ということにもなります。「親が死んで初めて人は一人前になる」とも言えましょう。

女優の樹木希林さんが亡くなられたとき、一人娘の也哉子《ややこ》さんが母親を偲んでこのような話をしていたのが印象的でした。

「私の死に顔をきちんと見ておきなさい」と、生前、固く言い置かれていたのだそうです。そして、まだ也哉子さんが小さい頃から、お母さんが誰かの葬式に出かけるたび、必ず一緒に連れて行かれて、「亡くなられた方のお顔をよーく見ておきなさい」と、いつも言われていたことも打ち明けていました。

「死ということを実感させて、今生きている自分というものを知りなさいというようなことを、母は私に教えたかったんだと思います」と振り返っていましたが、つくづく樹木希林さんという方は、親の手本のような方だったと感服してしまいます。

医師の裁量で決まる死亡時刻

病院で親御さんが亡くなられるとき。それは親子の間の最後の大切な時間です。私たち医師は、この時間を本当に大切にしなければなりません。たとえ心臓マッサージのため、一時的にご家族に廊下に出ていただいたとしても、最後はご家族にそばにいていただいて、患者さんの手を握り、頬に触れ、足をさすっていただくことを邪魔してはいけません。

ところで、私たち医師が、臨床の場で「臨終」と言うとき、まず次のような規則に基づきます。

心臓が停止したままで、薬を使っても反応しない。呼吸が停止したまま回復しない。光を瞳孔に当てても瞳孔が縮瞳（瞳孔が小さくなること）しない――この三つが心臓死の基準で、この三つを確認すると、「ご臨終です」と申し上げることになります。

しかし考えてみてください。私たちの体はおよそ六十兆個の細胞からできているといわれています。これだけの数の細胞が一瞬のうちに同時に死ぬということがあるでしょうか。溶鉱炉にでも飛び込まないかぎり普通はないと思います。病気で亡くなる場合は、特に細胞は時間をかけて少しずつバラバラに死んでいくはずです。映画やテレビのドラマでは、「お前たち仲良く暮らすのだぞ」などと言って、ガクッと首をたれることが多いのですが、ああいうことはまれです。通常はジワジワと細胞が死滅していくので、眠るように静かに変化していくのです。

ただ、どなたかが病院で亡くなられて、「死亡診断書」を受けとったことがあれば、あの書類には死亡時刻を記入する欄があって、そこに死亡時刻が何時何分とはっきり書かれているのをご覧になったことがあるかもしれません。どうしてそんなに細かく書けるのでしょうか。それは死亡時刻の決定については、法律で医師に裁量が任されているからなのです。

患者さんの具合がだんだん悪くなって話もできなくなり、意識も遠のいて、いろいろ処置をしても心臓が動かないような状況が続くと、医師はご家族に「皆さん、おそろいですか」と尋ねます。

「みんなそろいました」と言われたら、「ああ、もうそろそろいいかな」と心の中で思います。

患者さんのそばに寄っていただいて、手を握ったり、声をかけていただいたりして、やがて集まっている皆さんにも一緒に時計を見てもらい（私の場合はですが）、「何時何分、只今ご臨終です」と告げます。

「いや、まだ駆けつけている者がおります」と言われて、それほど遠くからではない場合は到着を待ちます。あまりに遠くからという場合はご家族に話して「間に合わないようですね」と言って臨終を告げます。心臓が動かなくなって血液が全身を回らなくなると、体はすっかり冷たくなってしまいますので、死後かなり時間が経ってから「今ご臨終です」と言っても無理があります。できるだけ皆さんが間に合うよう努力して、時刻を決めることになります。

このように死亡時刻は医師の裁量で決められるのですが、法的には、いったん時刻を宣告しますと、そこから一秒でも前は生きていた、一秒でも後は死亡していたと厳密に区別されます。

死にゆく母が遺した息子への愛

「ご臨終です」と言うことは別れの宣告でもあります。病院で、たくさんの別れに立ち会ってきました。親子の別れもたくさんありました。

「不良でね、悩みの種です」と聞かされていた息子さんがぎりぎりで駆けつけてきて、そのお母さんの手を握り「お母さーん」と呼びかけながら号泣していた場面など、胸が詰まる光景がたくさんありましたが、なかでも肺がんのお母さんと息子さんとのこんな絆は、忘れられません。

自宅療養していたそのお母さんの診察には、三十代の息子さんがいつも付き添ってきていて、本当に親孝行な息子さんでした。

けれども、病状はだんだん悪化して脳にも転移。認知症も発症し、いろんな認識や判断もできない状態になり、あるときついに、お母さんが座っている診察室の椅子から〝水〟がどんどん流れ落ちて……失禁なさったのですね。息子さんはどうしていいかわからずにおろおろ。気づいた看護師がさっと処理して何事もなかったかのようにその場は収まりました。お母さんはもうわからなくなっていると考えた私は息子さんに、「脳に転移したがんが進行しているようです。お母さんはこれから先、何もおわかりにはならないでしょう」、私はそうお話しするのがやっとでした。

数ヵ月後、お母さんは亡くなられましたが、あとで息子さんから聞いた話に私は涙がこぼれそうになりました。

失禁という出来事があったあの日以降、お母さんは、知らない人でも誰でも、人と向かい合うたび、息子さんの頭を叩くようになったというのです。

「ただ叩くというよりは、頭を下げなさいという感じの叩き方でした。どうも母は、どの人にも〝この子を、どうかよろしく〟って言いたかったようなんです。言葉は一つもしゃべれないのに……〝よろしく〟って、自分の死んだあとの私のことをきっと心配してくれていたんですね」

もう何もわからなくなっていると見えたお母さんは、わかっていた。自分の死が近いことも、息子への思いも。

病院で亡くなられたのではなかったので、死亡確認のため、タクシーで迎えに来てくれた息子さんと自宅に向かいました。担当医として初めて足を運んだその親子の住居は、古いアパートの二階の一室でした。

ガラス戸一枚の窓にぐっと布団を寄せて寝かされていたお母さん。「この窓から月を見るのが母は好きだったものですから」と息子さんが言うのを聞いて、ああ、お母さんの一番好きな場所で死なせてあげることができたんだなあ、と私は温かい気持ちになりました。

そのアパートの二階へは、狭くて急な階段を上りました。上るときは気づかなかったのに、下りて帰るときのことです。

私は思わずハッとしました。

「こんなに狭くて急な階段を、息子さんは毎回、あのお母さんをおんぶして上り下りしていたのだ」と。

互いの体温を感じながら、無言で交わす親子の会話が、そこにはきっとあったことでしょう。

心の中に亡くなった人の居場所を作っておく

ある女性（三十代）の例です。

がんで入院中の母親への思慕が強く、毎晩母親のベッドに入って一緒に寝ていました。

しかし、ある日とうとうそのお母さんが亡くなりました。すると、この娘さんが、烈火のごとく怒ったのです。

いつも看護師がお母さんの顔を拭くお世話をしていたのですが、死んだ当日、「母の顔をキュッと強く拭いたのがいけなかった。あのせいだ。あれで死なせたんだ」と強く言って、誰の制止も聞こうとはしません。

思いもよらない非難を受けた看護師は、それは泣いて泣いて……。

私たち医師も、この娘さんの怒りをどうやったら鎮められるのか、途方に暮れてしまいました。

大切な肉親を亡くしたとき、自分がいけなかったと自分を強く責める人、あるいは病院が悪い、病院のやり方が悪いからこうなったんだと、病院のスタッフを激しく責める人、どちらもあります。

どちらも肉親の死を受け入れられないのですね。

受け入れられないから自分を強く責めるか、他の人を激しく責めてしまう。

人はいつか死ぬのだとわかってはいても、突然の死に対しては――特に肉親の場合――目の前のその死を受け入れることができない。

自分や他人を「責める」人は、自分自身の死に対して覚悟ができていない場合が多いように思います。

自分の死について考えたことがない人は、肉親の死で動揺します。

そして、自分の死に対する覚悟が定まってくると、自分の肉親に対しても覚悟が定まってくるのです。

人は死ぬのだということから目を背けないこと。

そして〝自分の体の中〟(心のどこか)に、両親の死後の居場所として「母のスペース」「父のスペース」というものを、あらかじめ用意しておくのがいいと私は思います。

私の場合、亡くなった母も父も、私の肩の上、首の後ろあたりにいつもいます。そう感じるようになると、父と母は必ず私や私の家族と一緒にいてくれているように思えるのです。

両親の生前から、そのように私は二人の居場所を準備していたので、それぞれの死に立ち会った際も、気持ちがそれほど乱れることはありませんでした。これからは私の体の中にずっといるのですから——。

スペースは、肩とか首の後ろなど……どこでも大丈夫。

この方法、ぜひ試してみてください。

一緒にいてくれて、いつでも見守ってくれているという感覚が、あなたを癒し、幸せにしてくれます。

また、亡き両親とのかかわりについて、先日こんな心温まる話を聞きました。

父親が三十過ぎで亡くなり、母親が七十過ぎで亡くなったというある女性。

二人の死亡時期が開きすぎているので、あちらの世界に行ったおばあさんの母親を、若いままの父親が見つけられるかどうか心配だったというのですね。

それで、彼女は素敵な写真立てを作ります。

若く凜々しい父の写真の横に、若き日のきれいな母の写真を上手に切り貼りして組み合わせ、あたかもどこかで二人で撮ったスナップ写真のようにして、枠の中へ……。

それを部屋に飾って、見るたびに今頃二人でどんな話をしているのかなと思いをはせているそうです。いつか私もそこへ加わっていろんな話をしたい――と。

ほほ笑ましい気持ちがこみ上げてきます。

第3話

限りある生を
充実させる七つのこと

第3話で伝えたいこと

1. これにはきっと意味がある
2. 笑顔にまさる薬なし
3. イライラを鎮める呼吸法
4. 命を延ばすカギは「感謝」
5. 「思いやり」なしに人は生きてはいけない
6. ピュアな心で、人を偏り見ない
7. 人付き合いは武道の間合いで

これにはきっと意味がある

よくこんなことがあります。

病院内を歩きながら、（そうだ、今日はあの人にあの話をしなければ）と思っていると、廊下で必ずその人に出会う。それは同僚の医師であったり事務の人であったりといろいろですが、会わなければならない人が向こうからちゃんと来てくれる。何とも不思議です。

見方によっては、人それぞれの人生の道というものがあって、ここで会うのは必要なことだったのだ、運命だったということなのかもしれません。

つまり、会うべくして会った、とも言える。

――ということは、自分の周りに起きることは、みんな必然なのではないだろうか……。

だから私は、たとえ嫌なことがあっても、それにはきっと何らかの意味があると考えるのです。

悪い出来事が身に降りかかってきたとしても、「これにはきっと意味があるはず」「人生が私に何かを教えてくれようとしている」と思えば、立ち向かう勇気も湧いてきて、がぜん思考も前向きに、ポジティブになるというものです。

何事に対しても前を向く建設的な考え方を持つことは、人生を力強く歩く支えになります。

世の中を見ると、ポジティブな人のそばには、人が集まってきます。そばにいると楽しいからです。ネガティブに考えている人からは、人が離れていきます。そんな人のそばにいると自分の気がふさぐようになるからです。

「これにはきっと意味がある。よしよし」と思うようになると、ＮＫ細胞の活性も上がってくるはずです。

とはいえ、急にポジティブ思考になれというのは難しいという方もいらっしゃるかもしれません。

そこで、そういう方には、私が用いている方法、いつの間にか考え方が前を向くようになる方法があるのでご紹介します。

いや、特別なメソッドでも何でもなく、ただ向かい合って会話を交わすだけのことなのですが、そこに〝ちょっとした問いかけ〟を挟み込むのです。

たとえば比較的長く通われている患者さんたちの中には、診察の終わりに少し時間の余裕があると、さりげなくプライベートな相談事をされてこられる方も。職場で気の合わない同僚がいるとか、いちいち文句を言う姑がいて困っているとか、まあ、いろいろな悩みです。

そんなとき私は、話を聞きながら、「そうですか」とか「なるほど」とか「大変ですねえ」などと相槌を打つだけです。「こうしたらいいのでは」とか「こうしなければだめです」などと言うことはありません。その代わり、こう尋ねます。

「どうしたいと思いますか。どうしたらいいんでしょうね」

まさにこれが〝ちょっとした問いかけ〟。

尋ねられた側は、しばらく考えて、何か思いついたことを口にします。

そしてまた私に別の質問がきたとしても、「う～ん、どうしましょうか」と、私は相手にボールを投げ返し続けるのです。

じつは、人は皆、自分が納得する答えは自分の中に持っているのです。

私の問いかけは、それを引き出す役目をしているだけであり、会話を続けるうちに、相談者の方は自分なりの答えを探し当て、そしてポジティブになっていくのです。

なぜかと言えば、〝問いかけ〟を浴びるたび、否応なしに（無意識のうちにでも）我が身に起こっていることの本質を探っていくことになるからです。

そう、「きっと意味がある」というあの思考回路につながっていき、ひいてはポジティブ度が上がっていくことになるのです。

この展開さえ頭に入れておけば、私という会話相手がいなくても、大丈夫。「どうすればいいのだろう」と自問自答して、「これにはきっと意味がある」と思えるようになったら……いい兆候です。

笑顔にまさる薬なし

宇宙探査機「ボイジャー」に、地球の音の一つとして、「ワァー、ハッ、ハッ」という人間の大きな笑い声を収録したものが搭載されているそうです。

もしかしたら宇宙人が最初に聞く人間の声になるかもしれないという話が、新聞記事にありました（読売新聞２０１８年10月25日付朝刊、『生き物のコミュニケーション』をテーマとした講座が開かれたことについての記事）。

その中で、講師を務めた英ユニバーシティ・カレッジ・ロンドン（ＵＣＬ）のスピーチ・コミュニケーション学部長のソフィー・スコット教授が、次のように語っています。

「笑いの主な役割はコミュニケーション。『私は幸せよ。楽しんでいるのよ』というメッセージを、他人に伝えることなの」と。

第1話で、生き生きとした明るい状態でいると、私たちの免疫（NK活性）はぐっと上がって健康になるとお伝えしましたが、その状態の最たるものは「笑っていること」でしょう。そして笑顔や笑い声は、スコット教授が言っているように、幸せな気持ちを周囲に伝播させもします。

「笑い」とNK細胞活性の関係について、以前、大阪大学が地元の吉本興業の協力を得て興味深い実験を行なっています。

それは、がん患者さんと健康な人合計二十数人に、漫才と落語を三時間ほど聞いてもらい、聞く前と後に採血してNK細胞の活性を見るという実験でしたが、結果はほとんどの人で、漫才と落語を聞いたあとに測ったＮＫ細胞活性のほうが高くなっていたというものでした。

外国のことわざで「Laughter is the best medicine（笑いは最良の薬）」というのがありますが、まさにそれが実証された感じです。

私が勤めている世田谷区保健センターで高齢者向けの童謡唱歌教室を開いたことがあります。そこでも「笑い」はとても大切でした。

まず歌い始める前に準備体操をすることがポイント。

先生のお手本の動きに合わせて、皆さん一生懸命に体を動かすのですが、一人や二人、必ず先生とは違う動きになってしまう人がいます。

先生が右足を上げたのに、右手を上げてしまったり。上に体を伸ばしたのに、下にかがんでしまったり。

一人だけみんなと違うポーズをしていることに気づいた本人は笑いながら「おかしいなー」などと言いつつ、また違う動きをしてしまうものですから、周りもつられて笑ってしまいます。

「こうするのよ」と教える人も出てきたりして、一人また一人と笑顔が伝染していき、温かい一体感が教室に生まれます。

その後の童謡唱歌も、運動で体と心がほぐれていますから、子どもの頃の思い出話などもしつつ、皆さん自然とニコニコしながら歌っています。

面白いことに、笑顔になると声もイキイキとしてきて、歌も心がこもっていて上手く聞こえるものです。

こんなに笑って大丈夫かな、と心配になることもありますが、皆さん来る前よりも、明らかに元気になってイキイキとして帰っていかれます。

なにも、本当に笑わなくてもいいのです。

作り笑いでもＮＫ活性が上がることがわかっています。筋肉の動きは同じですから、脳が笑っていると錯覚するわけですね。

それに、作り笑いをしているうちに、いつの間にか本当に笑っちゃった、ということがありませんか。

だから作り笑いでも、どんどんやっていけばいいのです。

あの樹木希林さんは、「面白くなくても笑うことが大事。手動式のポンプを動かしていたらやがて水が出てくるでしょ。あれと同じように、笑顔を出そうとすれば笑顔になるのよ」と生前よくおっしゃっていたそうです。

がんとの長い闘病生活の中で、ＮＫ細胞活性の重要性についての知識をご存じだったのかもしれません。

それともう一つ。

ＮＫ細胞活性を上げるものとしては、温泉も効果があります。

秋田大学が、がん患者とがんでない健康な方、数十人に集まってもらい、温泉に入る前とあとでＮＫ細胞の活性が変わるかどうかの実験を実施。すると、温泉に入ったあとが、やはり上がる。特に露天風呂が上がるということが判明したと報告しています。

それなら温泉に浸かって笑っているのが最高、と言えるかもしれませんね。

とにかく「ああ、気持ちいい」「ああ、楽しい」「ああ、嬉しい」……そうした積み重ねが、健康のもとになっていくようです。

イライラを鎮める呼吸法

現代生活はイライラすることが多く、ストレスも溜まりがちですが、何と言ってもストレスは人間の免疫を弱める最大の敵です。

そこで、呼吸器の専門医として、呼吸をコントロールすることで効果が上がるイライラ解消法をお教えしましょう。

呼吸という字の「呼《こ》」。これは「(息を)吐く」という意味です。

まず吐く。これが大事。吐けば必ず吸えます。だから「吸」より先に、「呼」がきているのです。

人間って、水に溺れそうになったときには、みんな息を吸おう吸おうとして必死になります。恐怖に駆られて、スッ、スッ、スッと、息を吸い込み続けます。するとすぐにそれ以上吸えなくなってパニックになる。だから溺れてしまうんですね。

ああいう場合は、思い切って口からハアーッと息を吐き、その次にゆっくり鼻から息を吸うといいのです。そうすることで落ち着いてきます。

日常生活の中でも、何かでパニックになったら背中を伸ばして、まず息を大きく長く吐くこと。覚えておいてください。

吐くことに気持ちを置いて深い腹式呼吸を行なうと、単なるガス交換だけではない精神的な癒し効果が得られます。

脳下垂体が刺激されて自律神経を整えるからだといわれていますが、私は、心がざわざわして乱れていると感じたりするときには、背筋を伸ばして椅子に座り、膝に手を置いて、腹式呼吸を繰り返すことにしています。

じっと静かに目を閉じ、考えることをやめて、長く吐いて、ゆっくり吸って、吐いて、吸って……ただゆっくりと自分の呼吸を数えていきます。

一つ、二つ、三つ……。十までいったら、また始めに戻って一つ、二つ……の繰り返し。それを心が鎮まってくるまでやるのです。

じつはこれ、「数息観《すうそくかん》」という禅の教えでもあるのですね。禅僧たちは座禅をしながら、この修行を行ないます。

「座禅はすなわち人間的な営みの一切行なわれない境地である。これこそ自己の正体である」

鎌倉初期の禅僧で曹洞宗の開祖・道元が、座禅についてこのように言われたと弟子が書き残しています（『正法眼蔵随聞記』水野弥穂子訳　ちくま学芸文庫）。

何もかも「無」にしてこそ、見えてくるものがある、といったところでしょうか。

とにかくストレスを解消したいときなど、できるだけ頭をカラにして、自分がゆっくり繰り返す息の数だけを数えてみてください。

いつしかいろいろな胸のモヤモヤも取れてきて、道元禅師の言うような「自己の正体」というほどのものではなくとも、自分の内面と素直に向かい合えるような気がしてくることでしょう。

私はいつも椅子に座って行なっていますけれども、床に敷いた座布団の上に正座して行なってもいいのです。

何も考えないで、というのは最初は難しいですが（お腹すいたとか、明日は朝早く起きなくちゃ……とか、浮かんできます）、だんだんできるようになります。

頭をカラにすることを覚えたらすっきりします。きっと良い習慣になるでしょう。

腹式呼吸を上手にするには

呼吸器内科では、呼吸が十分にしづらい肺気腫の患者さんには腹式呼吸法が有効なので、それを実行していただいているのですが、その練習法をここでご紹介します。気持ちを鎮めたいけれど、なかなか上手にできないという方は、この腹式呼吸の練習法をどうぞ参考にしてみてください。

もともとが患者さん向けですから、簡単にできます。

①ベッドや長椅子などに横になり背中を伸ばします。お腹の上、臍《へそ》のあたりに本を一冊置く。

②まずゆっくり吐く。1、2、3、4、5、6を数えるくらいまで、口をとがらせて吐く。必ず口をとがらせること。

③吐き終わったら、お腹で本を持ちあげるようにしながら、鼻からゆっくり吸う。

1、2、3。「吐く」長さに対して、だいたい半分の長さで吸うのがコツ。

本は負荷がかかる程度の重さがあるものを。慣れてくれば、その上にまたもう一冊重ねていってもいい。本の重みがお腹を上から押してくれるので息が吐きやすくなります。息を吸うときは本を持ち上げるように吸います。②と③を繰り返します。そうやって練習していると、腹筋も鍛えられ、腹式呼吸が上手にできるようになります。

自信がついたら本をどけ、立って同じ呼吸法をやってみてください。その際、両肩は上下させないように注意。これがマスターできたらもう大丈夫です。

心を鎮める言葉の効果

そうそう、あともう一つ。イライラしたり、ちょっと腹が立つようなとき、私が励行している面白い簡単な鎮静法があります。

たとえば過去の話ですけど、診察室の外には順番を待つ患者さんがあふれんばかり。ヘトヘトになりながらもやっと最後の患者さんを迎えるまでになったところで、看護師が「実習の学生さんたちが廊下で待っています」と。もうなんでこんな忙しい時に、と思ってしまいました。

このまま学生たちに会ってしまったら、おそらく不愉快な顔で会うことになっていたでしょう。そこで私は、ドアを開ける前に、次のような動作をとったのです。

何はともあれ椅子にいったん座り、両腕を左右に伸ばして大きく広げ、

「ああ、今日はなんていい日だ」

と声に出して言ってみる――。

次に、広げた両手を胸の前で合わせ、〝ありがとうございます〟と小さくつぶやいて、しばし目を閉じる――。

なにもいいことがあったからというわけではなく、〝ああ、いい日だ〟〝ありが

とうございます〟と言ってみると、自分が変わる。それが相手に伝わる。そして相手の表情がまた私を変えてくれる……といったようなことが、渡辺和子さんというあの著名なカトリックのシスターの本に書いてあったのですね。

なるほどと感じ入って、私は折に触れ、渡辺さんのこの教えを実行するようになりました。そして、とても効果があることに、私自身驚いています。

実際、あの日、面会にやってきた学生たちとの続きを話しますと、私が「どうぞ」と言う声を聞き、ドアを開けて学生たちが入ってきた。私は穏やかな顔で彼らと向き合う。その顔を見て、彼らもにこやかに近づいてきた——。嘘のように感じるかもしれませんが、本当にそうなのです。まねしていただけたら、きっと効果を確認できると思います。

命を延ばすカギは「感謝」

肺に五センチ大のがん腫瘍をもったまま、結局十七年も生きて最後は老衰で逝かれた患者さんがおられたと前述しましたが、その方のことを知った人々は、決まって私にこう尋ねてきます。

「いったい、理由は何なのでしょうか」「本当に肺がんだったのですか」

一般的には、肺がん末期の方は長くは生きられないと言われています。肺がんと確定診断した後、この方に行なった治療法も他の患者さんと同様で特別な方法を用いたわけではありません。ですから、この方が長生きされた本当の理由は、担当医師だった私にもわからないのです。

しかし、振り返って考えてみると、この患者さんには、他の人と少し異なるところがあったように思います。

まずは、仕事に強い生き甲斐を持っていらしたこと。

次に、医師が話すことはすべて前向きに捉え、マイナス要素が懸念される見解は、いっさい気にされなかったこと。

それから何といっても一番思い出されるのは、周りの人々みんなに対する「感謝」の姿勢でした。

どんなことに対しても「ありがとうございます」と頭を下げる。

入院当時、たまたま仕事の案件で裁判を抱えていたようなのですが、それが勝訴となったときも、「おかげさまで無事に終わりました。ありがとうございました」と、深々とお辞儀をなさっていました。

医療スタッフ全員に好かれていた方でした。

感謝している人の雰囲気というのは、人がとても近づきやすいんです。

「先生のおかげです、看護師さんのおかげです」と言う人に対しては、スタッフみんながすごくその人を大事にするんですよね。

自分で売店までちょっと行けないなと患者さんが思うような場合でも、口の悪い看護師さんとか、ぶっきらぼうなヘルパーさんまでが「いいわよ、私が買ってきてあげるわ」と言って引き受けてあげていました。

感謝する人は明るく老いることができる

たとえ言葉に出さなくても、本当に感謝している人は何かを醸し出しています。感覚で、人はその感謝を感じ取ります。おそらく目には見えない明るいオーラらしきものが出るのでしょう。

逆に、「ありがとう」と口先だけで言っている場合は、決して相手の心に響きません。また、上から目線で威張る人。こういう人は、感謝の念というものは薄いような気がします。

ある患者さんの例ですが、若い研修医たちと一緒に病室の回診に行ったら、私のほうを見てこう言いました。

「教授のあなたならいいが、私は研修医には診てもらいたくない。だから、私の主治医の一団から研修医をはずしてください」と。

大学病院は教育病院でもありますから、もちろんこの要望はお受けできません。そばにいた研修医たちも嫌な気持ちになったはずです。でも「あなたのお孫さんが研修医になったら、同じようにおっしゃいますか」と尋ねたら、「わかりました。どうぞ皆さんで診てください」と言われました。

また、もう一人の患者さんでこんな例がありました。

どこかの会社の会長さんで八十代の方でしたが、回診をしているときに、「君、どうかね、僕の病気は治るかね」「君はどう思う」「これから君たちはどんな検査をするのかね」といった言葉がずっと続きました。

私はふつうに丁寧語で話していましたが、この横柄に聞こえる言葉遣いがあまりにも長く続いたので、私も言葉遣いを変えました。「君の病気だけどね、どうなるかなー。君はどうしたいと思っているの」

患者さんは眼を見開いてびっくり。そこで私は「社会人としてふつうに丁寧語でお話しするのと、あなたと同じ言葉遣いと、どちらがよろしいですか」と質問を。すると、横になっていた患者さんは体を起こして背中を伸ばし、「私が考え違いをしておりました。申し訳ありませんでした」と言って頭を下げられました。あとで、一緒に回診した研修医たちが「先生があんな言葉で話すなんて」と驚いていましたが、もちろん、私もあんな言葉で話したのは初めてでした。

病院に限らず、日本の社会においては、居丈高な年配の、とりわけ男性の話はあちこちにありますから、特段珍しくないかもしれません。

しかし、どんな人でも、たとえば病気が重くなってきたり、あるいは動けなくなって、使えていたものが使えなくなったりすると、もろもろのことに対し、なんてありがたいんだろうという気持ちになってくるものです。

失って初めて気づく、といいますか、当たり前だと思っていたことがじつは当たり前ではなかった……そういうことにやっと気がつくのですね。

できれば普段の生活でも、いつも当たり前と思っていることに目を配ってみるのは大事ではないでしょうか。

たとえば、寒い朝に飲む水にお湯がちょっと足されて、ほんのり温かい白湯《さゆ》になっていたり、裏返しで脱ぎっぱなしにしておいた上着がいつの間にかハンガーにかかっていたり……。

ハッと気づく周囲の人への感謝。その思いが増えれば増えるだけ、人間の器が大きくなります。そして、感謝する気持ちが強い人は、明るく老いることができるのです。

ところで、米国・ハーバード大学から出されたこんな興味深いデータがあります。

免疫というのはどうも夜作られている、ということで被験者を二つのグループ

に分け、一つのグループは夜寝る前に、

「皆がんばれよ、私はこれから寝るからね。休むなよ、しっかり免疫を作るのだぞ」

と自分の細胞たちに声をかけ、もう一方のグループは細胞たちに、

「皆いつもありがとう。私はこれから寝るけど、よろしく頼むね」

と感謝の言葉を述べて寝る。そういう実験をした、と。

さて、どちらのグループがNK細胞の活性が上がったかというと、「ありがとう」と感謝するほうが上がっていたというのです。

さらに『アンドルー・ワイル博士のナチュラル・メディスン』(春秋社 CDブック)にも、こう書かれています。

夜寝るときに自分の体に呼びかけるのがいい、と。

「細胞たちよ、みんなよくがんばってくれて、ありがとう。大丈夫、私たちは生きる力を持っている。病気を治す力を持っている。細胞のみんな、今日は本当に

ありがとう」――と感謝するのがいいと言っています。
どうやら感謝することは免疫を上げることにも効果があるようです。

「思いやり」なしに人は生きてはいけない

「人間が生きるために必要なものは何か」

大学の医学部や薬学部で講義をするときに、時々この問いかけを学生たちにしています。

私の考える答えは全部で七つあります。
①空気　②水　③栄養　④運動　⑤いくばくかのお金　⑥人がいること
⑦教養
①〜⑤はすぐに出てきますが、⑥と⑦、特に⑦が出てきません。しかしこれら

七つが、人間が生きるための必須条件であり、とりわけ「教養」が大事なのです。意外に思われるかもしれませんが、教養とは、難しい本をたくさん読むことなどではありません。教養とは、すなわち「思いやり」。他の人を思いやることができる、ということです。人間にはこれがないとだめなのです。知識は、その「思いやり」を持つための手段なのです。

授業をするために教室に入っても学生たちが騒がしいとき、大声で叱りたいのをグッとこらえ、私は、黙ったまま教壇に立ちます。やがて学生が私の存在に気づいて静かになったところで、一番やかましく話していた学生（男女一名ずつ）を指さして、こちらの壇上に来るよう、促します。

二人は私の横に立ちながら、何事かと不安に思っている様子。

そこで、私は「皆さん、この二人をじっと見つめてください」と言います。

そして、教室の皆がクスクス笑いながら二人を見つめる中、当の二人にマイクを向けて、「どんな気持ちですか？」と質問。すると、「怖いです」「緊張します」という言葉が返ってきて、それを聞いた私は、今度は笑っている側の学生たちのほうに向き直ります。

「皆さん聞きましたか。クラスメートである皆さんの前に立っているのに怖いと言っていますよ。でも、皆さんは、そこにいて怖いですか？」

「怖くありません」という声。

「どうして怖くないと思いますか？」誰も手を上げません。

「それは皆さんが大勢の側にいるからです。強い側にいるからです。少ない側、弱い側になって初めて気づくことがあるのです」

教室がさらに静まります。

「皆さん、医師（薬剤師）になるのですよね。医療者ってそれだけで、患者さんには怖いと思われています。強い側にいると思われているからですよね。でも、そう思われていることを、強い側にいるとまったく気づきません。だから病気になったことがない医療者は、病人の気持ちがなかなかわからない。こうやって壇上に立っている二人の気持ちを聞いたでしょう。少数の側になると怖いし不安になるのですよ。だから少数の側、弱い立場にある人の気持ちを想像する心を身につけて欲しい。患者さんの気持ちは今病気になっている人から教えてもらうのです」

というような話をしたところで、本題の授業に入ります。

指先が告げた妻への「ありがとう」

黒川高秀《くろかわたかひで》先生という方がおられました。東大病院の医学部長や病院長をされた方で、私の勤務していた昭和大学横浜市北部病院の初代院長です。東大を退職なさるときの最終講義で、

「病気を背負って生きるというのは大変なことなのです。病気を背負って生きている患者さんを心から尊敬するように」

と話されたそうです。

私はそんな先生を深く尊敬していました。

それが院長就任後二年も経たないうちに、病院のすぐ近くで交通事故に遭われたのです。雨が降った日の夜、路面が光っていて黒いスーツを着た先生の姿が見えなかったためか、青信号で歩道を渡っている先生に、右折してきた車がぶつかりました。先生は頭蓋骨を折る重傷を負いました。

すぐに私たちの病院に運び込まれたものの、手足はまったく動かず、呼びかけにも答えない。

その状況が一ヵ月も続いて改善の兆しを見せませんでした。とうとう奥様に対して脳外科の担当医が「意識の回復は難しいと思います」と告げることに。でも、奥様は主張されたのです。「いいえ、主人は私の呼びかけに答えています。私にはわかります。だから手や足が固まらないようにリハビリを続けてください」

それで、担当医はマッサージなどを続けたのですね。

するとある日、奥様は気づきました。奥様の呼びかけに「イエス」のときは先生の指が一回動き、「ノー」の時は二回動くことを。それを聞いた看護師が、「あいうえお」の五十音図を作り、奥様と一緒にその表に指を指して文章を作る試みを始めたのです。どの文字に「イエス」と反応するか、それは気の遠くなる作業だったはずです。

しばらくして、ようやく文字が意味を持って並ぶようになったのですが、先生が最初に作られた言葉は――【死にたい】でした。

奥様はそれでもめげずに、か細い交信を夫の指先と続けたところ、やがて、【ありがとう】という言葉が出てくるようになりました。

しかし、体がまったく動かず、言葉も話せないままで、事故から六年目に、先生は亡くなられてしまいました。

後に、奥様にお会いした私は、亡くなられるまさにその朝、先生が奥様とご家族に残された言葉を知りました。


【別れの時が来ました。

私は何と幸せ者だったのでしょう。

ありがとう、ありがとう。

さようなら、さようなら】

そう黒川先生の指が伝えたのです。

そして静かに旅立っていかれた。本当にすごい方だったと思います。

奥様とご家族にとって、この残された言葉がどんなに大切なものになったかと想像しています。


私は子どもの頃から剣道を習っているのですが、そこにも、「思いやり」に通じる教えがあります。

それは一見、剣道に強くなる方法を説いている言葉です。しかし、その奥には深い意味が込められているものです。

師匠が語ってくれた内容を、簡潔に説明してみますと――、

〈強い人にかかって、だんだん強くなっていくのは当たり前のこと。

全精力を傾けるから腕も上がっていく。しかし、じつは自分より弱い者（子どもでも誰でも）との対戦でこそ、人は本当に強くなれる。

たとえば、小学生を相手に稽古するとき、力は自分のほうが上だとわかっているから、どうしても気持ちが抜けてしまう。それではいけない。こっちも真剣になって、強い者と対戦するときと同じように本気で攻めていくことが肝心。

それでこそ、相手の力も引き上げられ自分も強くなれるのだ〉

言葉を換えれば――

今、経済的に困っている、あるいは病気になっているなど社会的に弱い立場に

ある人に対して、けして見くびらない。むしろ大切にするということは、自分が強くなるためなのだ、ということ。

つまり、相手に対する思いやりを持つことは、相手のためだけではなく、自分も人間として強くなるためだということ。

それを教えてくれているのがわかります。

ピュアな心で、人を偏り見ない

私は現在も定期的にいくつかの大学で、薬学部の学生や若い医師たちの教育に参加しているのですが、その中でいの一番に伝えるのは、「先入観を持ってはいけない」ということです。

自分の心のキャンバスを常に真っ白でピュアな状態にして、どんな色でも塗れるようにしておく――これは、患者さんに限らず、どんな人（あるいはモノでも）に対しても心得ておきたい大切なことです。

双方が真に理解し合うためには、間に濁ったものがあったのでは誤解を生むもと。だから、まずこちらが何の先入観も持たずに、まっさらな心で相手の話に向き合わなければいけないと思うのです。

じつは最初、私は「心を白い色にしておきなさい」と言っていたのですが、でもそれでは〝白い色に塗りつぶしておく〟ともとられかねないと思い、あとから「ピュア」という言葉を足しました。それを意識するほうが透明度が上がって、「さあ、どうぞお話しください」という純な気持ちがより伝わるのではないかと感じたからです。

それに、心がピュアであればあるほど、人を思いやることができ、また「ありがとう」という感謝の思いも素直に出てくるはず。

私は自戒も込めて、いつもそうありたいと思っています。

「先入観を持たない」と同時に、人を「偏り見ない」ということも大事です。すなわち、人の良い部分あるいは悪い部分だけを見ないこと。

病気に当てはめてみると、わかりやすいかもしれません。どこかが悪いと言って、そこだけを集中的に注目して診るのはダメ、ということなのです。

人間の体にはたくさんの臓器があります。どの臓器も体にとって必要なのです。なのに肝臓が悪そうだからといって肝臓だけを診ていては危険です。必ず他の臓器も一緒に診ておかなければ、重要な事実を見落とすことになりかねません。

人も同じで、仮に悪いところがあったら、そこをすぐに責めるのではなく、なぜ悪いのかということを〝よく見る〟。そして同時に他の良いところも〝よく見る〟。これが私の言う「偏り見ない」ということです。

くだけて言うなら、あいつはいい奴だ、あいつは悪い奴だと、簡単に分類しないこと。この人はだめだとか、いいとか、嫌いだなどと、早々に言い切らないことが大事なのです。

人間はそんなに単純に決めつけられるものではありません。良い部分と悪い部分をバランスよく見渡す視点を持っていると、その人の全体像がより正確に浮かび上がってきます。

そうすると不思議なことに、日々の人間関係に気持ちが波立たなくなってきます。試みてくださることをお勧めします。

念のため言い添えておきますが、人の良いところも悪いところも、時間をかけてじっくり見ることが大切です。適当に見るのは間違いのもとです。


何だか、人様に対して偉そうなことばかり言っているようで恐縮です。

でも何を隠そう、昔の私は人の心の傷をわざと開いて「ホラ、見なさい」と示すような、そういう面があったと、友人たちは言います。

振り返れば、確かに自分には甘いくせに、他人には厳しい人間だったような気がします。

けれど、自分を棚に上げて人を責めたはずなのに、結局、自分も同じようなことをしているのに気づいたのですね。

他人に「なんてことするんだ」「だめじゃないか」「しっかりしなきゃ」などと言ったあとで、たいてい自分も同じことをやっている。

過ちは他人も犯す、自分も犯す。

済んでしまったことを反省して、もう他人に厳しくするのはやめよう、と思いました。

他人の誤差も自分の誤差も小さくしようとすると、息苦しくなるばかり。

もっと〝誤差〟を大きく見積もって、許容範囲をできるだけ広げること。それが一番いいのです。

気づくのに少々遅れを取りましたが、この人生訓も今では私が生きる上で欠かせないものになっています。

人付き合いは武道の間合いで

十年ほど前。私たちの病院は、それまで「患者さん」と呼んでいたのを「患者さま」に変えたのでしたが、するとどうでしょう、「さん」を「さま」に変えただけで人の態度が変わってきました。

お店のレストランなどと同じように、オレは金を払ってるんだ、お客なのだという横柄な態度をとる人が病院でも増えてきたのです。

でも、看護師さんたちも当初から「さま」はおかしいのではないかと思っていたし、試しに患者さんにアンケートを取ってみると、「さま」はおかしいと言う人がほとんど。そのアンケートの結果を病院に貼り出して、また「さん」に戻すことになりました。

お金を払ってくれるからお客様だとは、私たちは思っていません。病気やけがで大変でしょうからなんとかしたいと思っているのです。それに、お金を払っているのだと主張する方には、こう言いたい。あなたが払っているのはあなたにかかった医療費の一割とかせいぜい三割。あとは税金で他の人が払ってくれているのです。みんなが払ってくれているんです。

——と、まあ、そのような趣旨を裏に秘めつつ、マイルドな「お知らせ」の形で告知しました。

再び「さん」にしてからは、そういう態度をとる人が前よりは減ってきました。が、それでも、若い女性スタッフとか、言い返したり強い態度でこないと思われる人に対しては、横柄な態度をとる人がやはりいます。

今は診察券に電子情報が入っており、とても便利ですけれど、たとえば診察券を忘れた男性に、受付の女性が「では、この次からは持ってきてくださいね」とお願いすると、「診察券を持ってこいとどこに書いてある？　書いてある書類を出せ」と逆切れされたりすることも。

でも、病院でもどこでも、反撃してこない相手に対して居丈高になるそういう人は、たいてい自分より体が大きくて強そうな人が出てくると黙るのです。卑怯ですね。

格差社会がますます拡大していて、世の中に人々の不平や不満が溜まっているのかもしれませんが、突然激高したり、自己主張の矛《ほこ》を収めようとしない人が、近年とりわけ、高齢者に目立つように思われます。

けれども、健康に長生きするためには、他人との良好なコミュニケーションは欠かせないと、さまざまな調査が示しています。

筑波大などの研究チームが行なった調査では、〝近所付き合いがないなど社会とのつながりが薄い高齢者は、介護が必要になったり、死亡したりするリスクが、積極的なかかわりを保つ人より高い〟ことがわかったのだそうです。

《チームは、滋賀県米原《まいばら》市と協力し、市内の65歳以上の高齢者6603人について、２０１１年から6年間、行動の活発さと要介護度の関連を追跡した。社会とのつながりを判断する目安として、①独り暮らし②近所付き合いがない③地域の行事などに参加しない④経済的に困窮――という4項目を調べた。

このうち、2項目以上に該当した人は１１８６人。介護が必要になったり、死亡するリスクは、全く当てはまらない３３００人と比べ、１・7倍だった》

と、読売新聞は報じています（２０１８年11月12日付夕刊）。

また、沖縄・琉球大のこんな調査報告もあります。

ある村の六十五歳以上の老人全員について認知症の検査をしたところ、わずか四パーセントの人に認知症が見つかったものの、徘徊や暴れるなどの周辺症状はなかった、と。その理由として、ここでは、おじいさん、おばあさんが尊敬されているから、人が尊敬しあう環境では徘徊やら暴れるなどの問題行動は起きない――という説明がされています。

人と人は「十で調和させる」という極意

そうした情報を知らされた以上、私も含めて中高年層は、他人とはできるだけ仲良くコミュニケーションを取るに如《し》くはありません。

「社会的に孤立すると脳は劣化していく」「人とのコミュニケーションが脳の成長につながる」と、脳科学の書物でも述べられています。

引きこもりとか、人付き合いが苦手とか、嫌な奴が多すぎるとか、あれこれ言っている場合ではなく、これからはより積極的に人前へ出ていくべき――。

とはいえ、これまでの生き方や習慣をそうそう変えられるものではないことは、私にもよくわかります。

じつは、もしかしたらこれを覚えていたら役立つのでは、と思いあたるコミュニケーションのヒントが、私にはありますので、ちょっとご紹介を。

前に私が剣道を習っていることをお話ししましたが、これもそこから得た心得で、剣道だけではなく、人間関係すべてに通じることだと思うのです。

その心得とは――。

「五《ご》・五《ご》の十《じゅう》、二《に》・八《はち》の十《じゅう》、一《いち》・九《く》の十《じゅう》」

というものです。

どういうことかと言いますと、

「相手が五の力で押してきたら、五の力で受けて十で調和しなさい」

「相手が八の力で押してきたら、二の力で受けて十で調和しなさい」

「相手が一なら、こちらは九の力を出して十で調和しなさい」……。

これは昔、真剣勝負をすることになった武士が勝負をすることが怖くて、鬼一《きいち》法眼《ほうげん》（文武の達人と言われている伝説上の人物）にどうしたらいいか教えを請いにいった。そのときの教えなのだそうです。

「十で調和」ですから、細かく挙げれば、「三・七の十」「四・六の十」……などということにもなるわけですが、最初、この教えを剣道の先生から聞かされたとき、私は疑問に思いました。命のやり取りをするときに、どうして相手と調和する必要があるのだろうと。

それに対する先生の答えは、

「心が調和すると、相手の動きが手に取るようにわかる。だから負けない」というものでした。

相手の動きが手に取るようにわかるということは、相手のことをより深く理解することにつながります。「心を調和させる」ということの極意は「人と人との付き合い方」においても十分通用する気がいたします。

第4話

人生は私に何を求めているのか

第4話で伝えたいこと

1. 天に恥じず、己に恥じず

2. 心の中のろうそくに火を灯していく

3. 感性を磨く・感覚を研ぎ澄ます

4. 一日一日、魂を高めて

天に恥じず、己に恥じず

過去に起きた大きな航空機事故に、危うく遭いそうになった知人がいます。航空券を手配するとき、その人には仕事のスケジュールなどを勘案して二つの選択肢があり、どちらでもよかったけれども、何となく二日後の遅いほうの同便を購入したことが生死を分けたそうです。「何か大きな見えざる手が働いたような気がしてなりませんでした」と、言っていました。

確かに日々の生活においても、自分の意思を超えた不思議な力のようなものを感じるということはあるような気がします。

「夜中に目をさまして、ふとんの上に坐り、虚空の中に我一人ありといった気持ちを味わっているとき、この自分はこうして生かされているのだ、という気持になるのである」と、『清貧の思想』で知られる作家・中野《なかの》孝次《こうじ》氏は、『老年を幸福に生きる』（青春出版社）という著書でそう綴っています。

また、同じく作家の北方謙三氏は、砂漠で乗っていた車が五回転するなど、九死に一生を得る体験を二度もしているそうで、そのたびに「どうして死なずに生還できたか」の理由を考えたところ、「天は、〝まだ書け〟〝もっと書くことがあるだろう〟と言っているのだと思った」とのことです。

天の声を聞いた——すなわち、何かが自分を生かしている、何かに自分は生かされている、と感じることは、人生を前に向かせます。

なぜなら、そういう〝声〟に対して、「これには意味がある」と、心が真剣に思索するからです。天が示唆を与えてくれている、いつも見守ってくれている、という感覚はとても大事だと思います。

「天に恥じず」という言葉がありますが、私の毎日の生き方を律しているものでもあります。

たとえば、間違ったことをしたと思ったときには、何をおいても即、誠意を尽くして謝る。決してごまかさない。逃げない――。

当たり前のことです。でも、人さまの命を預かる医師であればこそ、なお一層心しなければと思うのです。

私が深く尊敬する道元禅師も次のように言っています。心に響く教えです。

「人が見ていないから、知らないからと言って、悪事をしてはならない　諸悪莫《しょあくまく》作《さ》」

「善い事をしたら、どうかして人に知られようと思い、悪い事をすると、人に知られまいと思う。どうか努めて、心の内と外を一つにし、間違いは悔い改め、真実の徳は内に隠し、うわべの姿を飾らず、好い事は他人に譲り、悪事は自分がその責めを引き受ける意気ごみをもつべきである」（前出・『正法眼蔵随聞記』より）

率直に言って、天とは「見えざる何か大きな存在」であるならば、私にとってそれは、「自分をこの世に生まれせしめたもの」に他なりません。そしていつかは還って行く所であります。そうであるのなら、何処《いずこ》よりか聞こえる声に耳を傾けながら、ゴールまでの人生を誠実に生き抜きたい。そう願っているわけなのです。

天に恥じない行ないをするということは、己に恥じるな、ということです。

それについて思い出すユダヤ人の精神医学の教授がいます。ヴィクトール・フランクル。『夜と霧』という本を世界に出した人です。

彼はユダヤ人であるという理由でナチに捕まって強制収容所に送られました。敷地内の道は二つに分かれていて、ヴィクトール・フランクルを含め、まだ働けると判断された人は一方の道から収容所へ。働けないと判断された人は、もう一方の道を通って、そのままガス室で殺されることに。大量に殺されました。

働かせる人たちに与えられた食事は、一日たった一杯の中身のないスープだけ。

そして、そのスープを配っているのは、捕まったユダヤ人たちの中で監視側におもねって〝優遇〟を得た人たち。この人たちは働かなくていい。その嫌な男たちに頭を下げないとスープがもらえないのです。

そんな中で、風邪をひいて労働に出られなかったという人に自分のスープを分け与える人がいました。自分も食べないと働けなくて、働けないと殺されてしまうのに、そういう人がいたんですね。人間ってすごい、と、ヴィクトール・フランクルは『夜と霧』に書いています。

彼の観察眼はじつに鋭いものでした。

周りでどんどん死んでいく人、それから死なない人がいる。よく見ていると、「人生は私に何を与えてくれるだろうか」と期待している人は、自分に何も与えられないと思うと絶望して死んでいった、と。ところが、「人生は私に何を求めているのか、これにはきっと意味があるのだ」と問い続ける人は死なない――ということを言っているのです。

私たちはやはり、人生から何をもらえるのだろうかと期待しがちですが、そうではなく、生まれてきてこの世に生を受けた私に対して、人生は何を求めているのか。それを死ぬまで問い続けることが大切なのだと。

ヴィクトール・フランクルが『夜と霧』で訴えたかったことに思い至るとき、それはまさに、あちらの世界が求めていることなのではないかという気がしてなりません。

心の中のろうそくに火を灯していく

私が医学部を卒業して、まだ無給だった頃、先輩の代わりに当直に行くと日当が出るんですね。それで生活費を得ていたのですが、ある日、急用ができてどうしても行けそうにない。片っ端から仲間に頼み込んでも、みんな都合がつかないと言うので万事休すと焦っていたら、「僕が代わりに行こうか」という友人が現れ、助かったことがありました。

ところが数日後、道でばったり出会ったその友人のお母さんから、彼が、徹夜明けの身で私の当直を引き受けてくれていたことを知り、驚きました。

二晩続きで徹夜になることを一言も言わなかった友人。「中島さんの頼みだから聞いてあげなくちゃって、急いで支度してましたけど」と教えてくれたお母さんの言葉が胸に刺さりました。

自分が反対の立場だったら、果たして同じ行動が取れただろうか。

少なくとも、今度彼に何かあれば、どんなことがあっても私は彼を助けようと固く思いました。

自分がこうしてもらったから、相手にもそうしてあげよう。

自分がこうされて不愉快だったから、自分はしないでおこう。

そんなふうに相手の身になれるかどうかは、人間性の大きな差になります。

それは、私がハッと気づかされたように、自分の経験を通して学ぶしかないのですね。

自分はこう言われて嫌な思いをした。だったら他の人もおそらく、こう言われたら嫌なんだろうな。だから、そんなことは言わない――。

もう一人の自分がそう思うことが、心の中のろうそくに火を灯すことになるのです。火を灯したろうそくが増えれば増えるほど、その人は明るくなって他の人の心を理解できるようになります。同時に温かくなります。そして人への優しさが厚くなるのです。

人生は重き荷を背負いて坂道を行くようなもの、とはよく言われることですが、痛みや苦しみの分だけ、ろうそくに火が灯ります。そして胸の中のろうそくの数が少ない人より多い人のほうが、断然、その魂は高められていくはずです。

前にもふれましたが、シスターの渡辺和子さんは、著書もたくさん出されているので、ご存じの方も多いと思います。

父上は渡辺錠太郎といって陸軍の教育総監だった人です。二・二六事件のときに自宅を兵隊に襲われ、娘の和子さんのわずか一メートルほどのところで四十三発もの弾を機関銃で撃ち込まれて、亡くなりました。

そのような過去がある渡辺和子さんですが、こういうことを語っています。

「今日は今までで、一番歳をとった日、つまり一番分別がある日です。そして、あした以降のことを考えると、今日は一番若い日です」

だから自分で自分に限界を作らないで、やりたいことをやりましょうということを言外に言っておられる。本当にそうだと思います。

ところで、この方がシスターとして米国に滞在していたとき、そこには百人を超えるシスターがいて、その人たちの食事のお皿を並べるという役目をしていたとのこと。

ある日、いつものようにテーブルに手際よくお皿を並べていたら、歳をとった

米国人のシスターが来て、

「あなた今、心の中で何を考えていますか？」と質問。

「いえ、何も考えていません」と答えたところ、

「あなたが置くお皿の前に座る一人ひとりが幸せになりますように、と祈りながら置いてみなさい」

と言われたというのです。

それ以降、渡辺さんは心の中でそう思ってお皿を置くようになったそうです。

著書でこの話を読んだときに、私は感じ入りました。

一枚ずつに祈ったからといって、お皿それ自体が変わるわけではない。

でも、相手の幸せを祈る、そう心に思うことで、祈るこちら側の自分自身が変わるのですね、きっと。

このことは、私の体験と照らし合わせても、ぼんやりとではありますが理解できます。

前にもお話しした通り、医学部の学生だった頃、解剖学教室で、横たわっているご遺体の顔に必ず毎日挨拶するようにしていたのですが、「おはようございます」と言うことで、私自身変わっていった。おそらく、そうなのでしょう。自分がすべきことをちゃんとしたといいますか、気持ちが整えられていくといいましょうか、〝自分が正しい位置に置かれる〟という感覚を得られたような気がするのです。

よく人は、私がこうなったのは社会が悪い、会社のせいだ、あいつのためだと、他人のせいにしたり、また、あいつのほうが俺より給料がいいなどと、比較することから不満が多く生じます。

しかし、何かと比べる話ではないのです。

人生は他人との比較ではない。比較しても意味がない。

一人ひとりが、真摯に生きているか否かを、自らの胸に問いかけながら歩んでいくのが人生だと、私にはそう思えます。

感性を磨く・感覚を研ぎ澄ます

痛いの、痛いの、飛んでいけぇ。そういうおまじないがあります。幼い頃、転んで泣いたりしたときに、よく母親が痛い場所に手を添えながら唱えてくれた、そんな思い出を誰もが持っていることでしょう。

あれは、口先だけでなく、本当に「飛んでいって」と思わないとダメなんです。わが子の痛み、どうか飛んでってちょうだいって、本当にそのように願ってやるから効くのですね。その思いが子にも伝わるから、たぶん物理的には痛いんでしょうけど、痛みがどこかへ行ったように感じて泣き止むんです。

子どもがやってくれる〝母さん、お肩を叩きましょ〟のトントンも、あのような小さな拳の力が肩こりを治してくれるはずもないですよね。でも親は、叩いてくれるその気持ちが嬉しくて、痛みも忘れたような気になるわけなのです。

医学的に言うならば、肩こりは、肩に手のひらを当ててゆっくり何度もさすってあげるのが一番いい。血流がよくなって痛みが緩和されます。

加えて、「さする」という行為には、さすってもらっている人の気持ちを癒しなだめる効果があります。こんなに親身になってさすってくれている、ああ、なんとありがたい……。手の温もりとともに、そういう思いを感じているうちに、気持ちが落ち着いてくるのです。

実際の体の痛みだけではなく、伴侶を失った人とか、わが子を失った人とか、悲しみに耐えて泣いているような人に対しても、背中をさすってあげれば、とても癒しになります。

気をつけたいのは、手を動かすそのリズム。速すぎても遅すぎてもだめなのですが、こちらの気持ちを込めて手を動かしていくうちに、自ずとリズムが決まってきます。「適度なゆっくりさ」、といったところでしょうか。

疲れた、さっさと終わらせたい……なんて思いながらやるのでは、当然ながら何も相手に伝わりません。

病院でのご臨終の際も、最期の時が迫っているご当人の手や足を、ご家族の方にさすってもらいます。「どうぞ、手をさすってあげてください。足もさすってあげてください。きっとおわかりになりますよ」と、私は言っています。

全然反応はなくとも、心を込めて、どうぞ痛みがなくなりますように、どうぞ楽になりますように、と。

意識がなくても、返答はなくても、わかる。わかると思って、さするのです。そしてさすることによって、さする人の気持ちも変わっていくのです。

思っていることは言葉にしなくては伝わらない。そんなことを言っているコマーシャルがあったような気もしますが、果たしてそうなのでしょうか。

人間の五感はそんなに鈍くはないはずだと、私は思います。

たとえば、次のような話をあなたはどう感じますか。

肺がんを患っていた七十五歳の女性。がんは仙骨《せんこつ》（骨盤の後ろ側にある骨）に転移していて歩行ができず、その骨の膜が溶けるときの激痛と、転移してしまったという絶望感に耐えかねて、毎晩ナースコールを押して看護師を呼び、「なんとかしてよ」「死にたい、死にたい」と泣かれていました。

ある日、正規の看護師に付いて一晩看護を学ぶという実習で、一人の若い看護学生が呼吸器センターの病棟にやってきました。

夜、またこの女性のコールが鳴りました。看護師が他の仕事で出払っていたために、その実習生が駆けつけました。

患者さんは看護師にいつも言っている言葉を実習生にぶつけました。「何とかしてよ」。実習生もどうしていいかわからない。すると、何を思ったのか、実習生の彼女が「足を洗いましょうか」と患者さんに言いました。

患者さんは何も答えませんでしたが、実習生は患者さんの腰から下にビニールを敷き、洗面器にお湯を入れて持ってきたのです。そして患者さんの動かなくなった足を片方ずつ洗面器のお湯につけ、自分の手に石鹸をぬって足と足の指の間までゆっくり丁寧に洗いました。中腰の姿勢で二十分ほどの作業でした。

洗い終わるまで二人は無言だったそうです。

静かな沈黙の中で、洗い終わった両足が乾いたタオルで拭かれたとき、その患者さんの口から、

「ありがとう。私、もう死ぬなんて二度と言わない。あなたに会えてよかった」

という言葉が。

あとから駆けつけて、その光景を目撃していた指導看護師から報告を受けた私は、胸がいっぱいになりました。

翌日から患者さんは「死にたい」という言葉を本当に言いませんでした。

私たち医師は、治療というと、まずは内服薬を飲むこと、効果が十分でなければ血管に針を刺して薬を入れ、それでもだめなら外科で切ってもらうか、放射線をあててつぶしてもらうということを、直線的な順番で考えています。

しかし、この若い実習生のしたことは、まったく違うことでした。黙って足を洗ったのです。その結果、患者さんの気持ちを完全に変えた。生きる意欲を引き出したのです。

ふつう、患者さんが医療者に言う言葉は「お世話になりました」「ありがとうございました」ですが、この患者さんは実習生に「あなたに会えてよかった」と言われた……すばらしい言葉ですね。

外へ滲み出る気配や雰囲気……

見えなくても、離れていても、感じるものはあるのです。

新生児を育てているお母さんは、夜寝ているとき、わが子の状態を察知してハッと目が覚めることがあると聞きます。「あ、おむつが濡れた」「あ、布団がはだけた」などと、泣き声が上がる前に気配でわかるらしいのですが、こればかりは男親は脱帽です。

また、かつての話ですけれど、米国の電話会社が、電話を使ってモノを売るセールスマンたちを対象に「笑顔を忘れないで」という〝電話パワー〟のキャンペーンを張ったことがありました。

笑顔は声にのって相手に伝わりますから、というわけです。

本当にその通りで、電話の声や恐るべしだといつも思います。人の機嫌の良し悪しまで教えてくれる正確さは、もしかしたら対面以上かもしれません。

そう言えば、携帯電話をかけながら、最後に「よろしくお願いします」と頭を下げている人をときどき街中で見かけますが、あのお辞儀も声にのって相手にきっと伝わっているのだと思います。

私がやっている剣道でも、師匠と相対した際、打ち込もうと考えただけで、こちらは一つも動いていないのに、師匠の竹刀《しない》がグイッと私の喉もとにきて、「まだですよ」と言われたことがあります。打ち込もうという気配を感じ取られてしまうのですね、私はそのそぶりも見せなかったつもりなのに。

まあ、そのような剣の達人には及ばないとしても、人間が持つ気配や雰囲気というものは、意識なしにその人から外へ滲み出ているのは確かなようです。特に、歳をとればとるほど顔には要注意。堆積した内面が浮き出てきます。意地悪、わがまま、自己中心……。それら嫌なものが顔から感じられるとき、人はそれを「〝険《けん》〟が出ている」と表現しますが、残念ながら自分で自分の〝険〟を確認することはできません。なぜなら向かい合う相手が感じ取るものだからです。

どんなに隠しても人品はほの見える――。だとすれば、「私たちは最後の最後まで、より凛とした佇まいで生きていかなければ」と自戒も込めてしみじみそう思います。

そのためには、感受性を研ぎ澄まして自分の内面を磨き、他人を正しく受け止める感性を高めることが必要です。

一日一日、魂を高めて

「アリでさえ、こんなに元気に生きているのに……」

これほどの切ない思いがあるでしょうか。

口にしたのは、久しぶりにお会いしたKさん。昔、肺がんの手術をなさった女性で、その主治医の一人が私でした。

現在七十代のKさんの人生は波乱万丈そのもの。若いときから病魔に襲われ続け、十二指腸潰瘍で二回吐血したのをはじめ、乳がんの発見と手術、それが収まったと思ったところで肺がん……。私生活でもご主人を病気で亡くされています。

しかし、何といっても大きな衝撃を受けたのは、Kさん四十三歳のときに、当時二十歳の息子さんを突然の事故で失ってしまったことでした。

息子さんに会いにお墓に行き、墓石に顔を寄せながらきれいに掃除をしていると、小さな小さなアリが墓石の上をとことこ歩いていった。それを見て思わず冒頭のつぶやきになり、そして涙があふれ出たのだそうです。

けれどもKさんは、これらの病や困難に遭うたび、自分という人間が一段ずつ高みに上がっていくのを感じたと言います。

「以前は読めそうもなかった難しい本も、しっかり読めるようになりましたし、物事を深く捉えられるようになりました」

人生の奥深さも感じ、生きる充実感すら増して、だから今では病気になったことなどすべてに感謝したい、とKさんは話していました。Kさんは今でも仕事の第一線で活躍されています。

難病ALS（筋萎縮性側索硬化症）にかかって命が長くないかつての大学時代の恩師（モリー先生）から、人生についてのさまざまな学びを得る、対話調のノンフィクション『モリー先生との火曜日』（ミッチ・アルボム著　別宮貞徳訳　N

ＨＫ出版）には、次のような会話が出てきます。

「死に直面すればすべてが変わる？」（と、教え子だった著者が尋ねます）

「そうなんだ。よけいなものをはぎとって、肝心なものに注意を集中するようになる。あらゆることについての見方ががらっと変わるよ。いかに死ぬかを学べば、いかに生きるかも学べる」

そして会話は進み、やがて、人は皆生きているうちに死の準備をしなくてはいけないと、著者はモリー先生から諭されることに。

「死ぬ準備なんて、どうすればいいんですか？」

「毎日小鳥を肩に止まらせ、こう質問させるんだ。『今日がその日か？　用意はいいか？　するべきことをすべてやっているか？　なりたいと思う人間になっているか？』」

私は前に、逝く日は〝あちら〟が一番いいときを選んでくれるから任せればいいとお話ししました（第２話「旅立つときは、一番いい日に呼んでもらえる」）。

ただ、それは当然ながら、何もしないで待っていればいいということではありません。自分の魂を高めるための毎日の努力が必要なのです。

一番いい日に迎えにきてくれるという話をすると、ほとんどの人たちは、「よくわかりましたが、でも今すぐはちょっと……」とか「やがていずれは、そういうことなのですね」などと、歯切れが悪くなります。

〝一番いい日〟は明日かもしれないし、二十年後かもしれない。それはわからないのです。だから貴重な人生の一日一日を悔いなく大切に過ごさなければならない、という点においては、モリー先生の言葉に深い共感を覚えます。

《職業のいかんにかかわらず、この世に生まれてきた者の目的》というものを、米国の教育学会が出しています。

①自分の中に眠っている能力をできるだけ引き出す
②他の人と意識して好ましい人間関係を創る

③他の人の人生に意味のある貢献をする

この三つです。

一九七五年に発表されたものです。

私も学生の授業や講演会などで、何度もこの三つを取り上げました。

要するに、一人ひとりが、この世に生きている意味を問い、与えられている使命に気づいて全力を尽くし、自分のために、また他の人のために、命を燃やすということでありましょう。

渋沢栄一《しぶさわえいいち》も、このような言葉を残しています。

「人間はすべて一人一人使命をもって生まれてきている。その天の使命を楽しみ生きよう」――と。

画家の東山魁夷《ひがしやまかいい》も、やるべきことを必死にやった人の一人かもしれません。

大家と呼ばれるまでになったものの、それまでの実生活では貧乏による借金や兄弟と両親の相次ぐ死など、人生の辛酸を舐め尽くしたとも伝えられています。彼は晩年死ぬ間際まで、奈良・唐招提寺《とうしょうだいじ》の襖絵の制作に挑み、心血を注ぎました。五度の難破の末、ようやく六度目に日本に到達した鑑真《がんじん》に捧げる襖絵は、日本の美しい風景と、鑑真の故郷の中国・揚州《ようしゅう》の風景。失明した鑑真の魂に届けとばかり一心に描いていたとのことで、「これを描くためにこそ、自分は生かされている」と語っていたそうです。

もう一人。私の心から離れないのは、ギタリストの、沖仁《おきじん》さんです。若い頃はクラシックギターの道を目指したけれども、あるときからフラメンコギターに惹かれ、スペインで一から修業することに。いろいろなアルバイト、路上での演奏……苦労した末に、やがて国際コンクールで優勝して世に知られるようになりました。

その沖氏が言っています。

「以前は、聴衆の拍手や反応が気になりました。しかし、今は聴衆の向こうに向かって弾いています」

これを私なりに解釈すると〝天よ、神よ。私の演奏はこれでいいでしょうか。私は伝えるべきことを伝えているでしょうか。するべきことをしたでしょうか。私は最善を尽くしていますか〟と、問いかけているのだと思います。

何も、命を燃やすことは形あることだけとは限りません。

あのヴィクトール・フランクルの本の中に、がんの末期になって「私は身体が動かない。私は家族にとってお荷物でしかない。だから早く死にたい」と言う人が登場します。すると、ある人が「絶望的な状況にどういう気持ちで立ち向かうか、その姿勢を見せることが家族に勇気を与えるのです。そして、それはあなたにしかできないことなのです」と。

人間は、どんなときにも意味のある貢献をすることができるのだということを、教えてくれています。

人生は、あとのほうになればなるほど濃縮されていくのです。

だから焦らなくとも、命を燃やし魂を高めることはまだまだ可能です。

七十歳を超えたある実業家が、こんなことを言っていました。

高齢者の人たちは、「もうこんなに歳とっちゃったけど、せめてあと四、五年は元気で生きていたいな」などと、すぐ言う。とんでもない。四、五年じゃだめなんです。私は百二十歳まで生きようと思っている。それくらいの気の持ちようでちょうどいいんです――。

なんと好ましいバイタリティ。

なるほど。百二十歳くらいの先まで目を遠くにやってみると、確かに心も体もリフレッシュされる感じがします。

その方のおっしゃりたかった真意も、そういったところにあるのでしょう。

「どうせ長いことないし」と気分をふさいでいたのでは、今日の一日、明日の一日が充実しません。

幾つになっても前を向いて、仕事にボランティアにプライベートに全精力を傾けながら、そうやって、〝一番いい日〟を待ちたいものです。

「おわりに」にかえて――〝時間のない国〟が教えてくれること

日本のＪＩＣＡ《ジャイカ》（国際協力事業団）がモンゴルに対して行なっている中堅医師の研修・育成援助に、私も協力して、二〇一六年から年に二回ほど彼の国を訪れています。

日本の四倍の国土に約三百万人が暮らしており、直行便の飛行機で成田から約五時間。さほど遠くはない国ではありますが、すべてにおいてわが国とは異なる面があることに驚かされます。

都市部にある信号は、警察官がいないと守らない人が少なからずいます。首都の市内には車があふれ、車同士の接触事故がけっこうひんぱんに起こっています。モンゴルでの車同士の割り込みは、先に〝体〟を入れたほうが勝ち。いったん先行してしまえば文句は言われないそうです。

私が信号のない道路で躊躇《ちゅうちょ》していたら、「いいですか、車が来ていても渡っていいのです。ただし、歩くスピードを途中で変えないこと。変えたらはねられます。車はこちらの歩くスピードを予測して走ってくるので、同じスピードで進んでいけば車のほうが避けるから」と、モンゴルの人が教えてくれました。

また、ちょっと驚いたのが、建物内の階段。段差が高かったり低かったり一定ではないことがあるのです。首都ウランバートルにある国立病院の階段も、そんなふうで、均等な段差しか知らない日本人はたいていガクッとつまずきます。モンゴルの人は、階段はそういうものだと思っているようで、誰もつまずきません。日本人も慣れてくると平気になりますが。

しかし何と言っても私が戸惑ったのは、彼らの暮らしの中に「時計」がないことでした。

いいえ、ウランバートルの中心部に行けば、時を知らせる時計があることはあります。けれど、そもそもモンゴルの人々は、時間というものをあまり気にかけていないようなのです。

私の講義にも、遅刻者が次から次へ平然と入ってきました。さすがにイライラしました。そこで二日目の朝一番に、「時間通りにやれば五時には終わります。でも、皆がそろったら始めるというやり方でやると、おそらく夜の九時ぐらいになるでしょう。どちらがいいですか」と質問しました。すると、時間通り進めましょうと全員が答えたので、時間通りにやりました。それなのに、やはり毎回遅刻する人がいるのです。

それでイライラしていると、長くモンゴルで仕事をしているJICAの日本人職員が、「イライラすることはありません。私たちは〝ジャイカ（じゃあ、いいか）〟と思うようにしています」と。なるほどと思いました。

愛知県長久手《ながくて》市の吉田一平市長が、人間の共生ということについて考察された論文の中に、人間は「時間に追われていない国の人」と「時間に追われている国の人」に大別できるという指摘があります。すなわち具体的には、両者の違いは次のように表せるというのです。

・「時間に追われている国の人」は――能力を持っていることに価値があると思っている。最短距離を最高の効率でいく。目に見えるものを評価。正解がある。人工物（規格品）を必要と感じる。悪いところを切り捨てると、いいところになると思っている。

・「時間に追われていない国の人」は――人間は存在していることに価値があると思っている。遠回りもよし。目に見えないものにも価値がある。みんな正解。自然（不揃い、多様）を大切にする。いいところを取り入れると、悪いところが必ずついてくると思っている。

吉田氏が言う〝……国の人〟とは、そういうグループだということを意味しているだけで、どこかの国そのものを指しているわけではないのですが、私が思うに、まさに前者は日本人であり、後者はモンゴルの人がそのまま当てはまる気がします。

基本的に遊牧の民であるモンゴルの人々は、家族で協力して馬や羊などを飼い、ある場所の草原の草を食べ尽くせば、家畜が食べる草を求めて草原を移動します。だから住居も「ゲル」と呼ばれる移動式のテント状住居です。もしゲルをたたまず残していく場合は、ゲルの鍵は閉めず、次にそこを通る誰かのためにあけておくのだそうです。自分と他者（人も動物も）の存在を認め合いながらの暮らしです。

一方、能力を持っていることに人間の価値を置いている日本では、老人をはじめ経済的、身体的に弱い立場にある人達に対して決して温かくはないのが現状の社会である、と言ったら言い過ぎでしょうか。

ところで、モンゴルと聞いて、見渡す限り大草原が広がる雄大な景色を思い浮かべる方も多いはずです。

確かに都市部を除いて、そうした草原が国土の大半を占めています。人が多くて、やたらせせこましい生活に追われている日本人には、うらやましい光景かもしれません。「いいなあ。ああいう緑の草の上に大の字になって、日がな一日寝転んでみたいなあ」。そう言った知人もいました。

けれども、実際あの草原に近づいてふと目に入ったのは、牛や馬や羊やラクダ……といった動物の頭蓋骨やあばら骨、部位もわからない小さな骨……。それらが散乱していたのです。

ああやって死んで、肉がなくなって、骨だけになって。やがてそれもなくなっていくという、あれが自然なのですね。

今でこそ火葬も行なわれるようになってきましたが、モンゴルの大地では古くから風葬が主流でした。

子どもたちが走り回るのは、そうした大地です。

そこに死体や骨があれば、生き物が死んだんだなということがはっきりわかりますよね。モンゴルでは、死は当たり前で身近なものなのです。

あのような所で生活していると、自分が死ぬということも、こういうことかと、きっと思うでしょう。

そして中国で古くから言われてきた言葉、「自分は自然の分身である（自然の自と分身の分をとって自分）」を実感することでしょう。

それに比べ、日本ではあまりにも「死」がなさすぎます。

日本ではほとんど死にふれませんし、死の教育というものが少ないから、死という言葉を言いかけただけで縁起でもないと口を押さえられる——。

わが国のこういう文化の中においては、「三途の川」の話なんて言うと、眉をひそめられます。

しかしながら、思い切って講演会などでお話ししてみると、皆さん真剣に聴いてくださるのです。

講演後の質問では、「三途の川で溺れたらどうなるんでしょうか」と真顔で尋ねられたこともありました。「うーん、完全に溺れ切ったら向こうに行けるんでしょうね。でも生き残っちゃったら、また帰ってくるんじゃないでしょうか」とお答えしましたら、質問者も他の人たちも大笑い。

それから、「老人仲間で〝三途の川を皆で一緒に船で渡ろうね〟と語り合うことにします」と、明るい顔でおっしゃった方もいました。

そんなふうに受け止めていただけるのが何よりです。

「三途の川」というちょっと人聞きの悪い言葉が、死をタブー視する日本人に風穴を開けてくれる役目となるなら、そして「死」を考えることが、私たちの「生」の質を高めることになるなら、それこそ私の望むところです。

中島宏昭

装幀　田中和枝（フィールドワーク）
カバーイラスト　宮野耕治
ＤＴＰ　美創
編集協力　西端洋子

中島宏昭

なかじま・ひろあき

1945年生まれ。71年、昭和大学医学部卒業後、同大医学部第一内科入局。86年、米国ミネソタ州にあるMayo Clinicの免疫・アレルギー部客員研究員として2年間留学。その時に見た、医療者の患者に対する優しさに感銘をうけ医療に対する考え方が変わる。その後、東京都立荏原病院内科部長、昭和大学横浜市北部病院呼吸器センター長・教授、同病院副院長を経て、現在昭和大学客員教授。また公益財団法人世田谷区保健センター所長、土佐市立土佐市民病院内科非常勤医師も務める。

年に数回、モンゴル保健省とJICA(国際協力機構)の要請で、モンゴルの指導医養成事業にも協力。

医者だからわかった
「三途の川の渡り方」教室

2019年4月20日　第1刷発行

著　者　中島宏昭
発行人　見城 徹
編集人　福島広司

GENTOSHA

発行所　株式会社 幻冬舎
〒151-0051　東京都渋谷区千駄ヶ谷4-9-7
電話　03(5411)6211(編集)
03(5411)6222(営業)
振替　00120-8-767643
印刷・製本所　株式会社 光邦

検印廃止

万一、落丁乱丁のある場合は送料小社負担でお取替致します。小社宛にお送り下さい。本書の一部あるいは全部を無断で複写複製することは、法律で認められた場合を除き、著作権の侵害となります。定価はカバーに表示してあります。

© HIROAKI NAKAJIMA, GENTOSHA 2019
Printed in Japan
ISBN978-4-344-03459-4　C0095
幻冬舎ホームページアドレス　http://www.gentosha.co.jp/

この本に関するご意見・ご感想をメールでお寄せいただく場合は、
comment@gentosha.co.jpまで。